主编
王宏伟 王秀丽

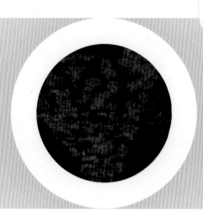

伍德灯
皮肤科实用技术图解

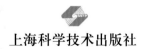

上海科学技术出版社

图书在版编目（CIP）数据

伍德灯皮肤科实用技术图解/王宏伟，王秀丽主编 . —上海：
上海科学技术出版社，2014.11（2023.4 重印）
ISBN 978-7-5478-2412-2

Ⅰ.①伍…　Ⅱ.①王…　②王…　Ⅲ.①皮肤科－诊疗－图
解　Ⅳ.① R751-64

中国版本图书馆 CIP 数据核字（2014）第 231742 号

伍德灯皮肤科实用技术图解
主　　编　王宏伟　王秀丽

责任编辑　萧　　烈

———————————————————————

上海世纪出版（集团）有限公司
上海科学技术出版社　　出版、发行
（上海市闵行区号景路 159 弄 A 座 9F-10F）
邮政编码 201101　www.sstp.cn
浙江新华印刷技术有限公司印刷
开本 787×1092　1/16　印张 9.75　字数 150 千
2014 年 11 月第 1 版　2023 年 4 月第 11 次印刷
ISBN 978-7-5478-2412-2/R·808
定价：80.00 元

———————————————————————

本书如有缺页、错装或坏损等严重质量问题，请向承印厂联系调换

内容提要

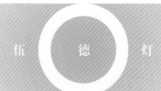

  本书由复旦大学附属华东医院皮肤科王宏伟教授和上海市皮肤病医院王秀丽教授共同编撰。书中收集整理了他们多年积累的各种常见皮肤病的临床照片与伍德灯下照片，配合精练的文字，进行对比，简洁、实用，据之可看图识病；对伍德灯的发展史、伍德灯操作环境、使用方法、应用价值及适用的皮肤病做了详尽介绍，并配有大量首次应用和从未公开发表的珍贵精美照片，展示了伍德灯的临床应用要点。

  本书为我国首部介绍伍德灯在皮肤科应用的专著，图文并茂，深入浅出，简便实用，非常适合作为各级皮肤科医师临床工作的指导用书，可帮助读者学习和掌握伍德灯的临床应用，提高皮肤科医师的临床诊疗技能。

作者名单

主编

王宏伟　王秀丽

编者（按姓氏笔画排序）

王　博　王丽英　王佩茹　石　磊
吉　杰　吕　婷　刘业强　杨德刚
张云凤　张国龙　张玲琳　高志琴
谭　飞　缪　飞　魏茗蕾

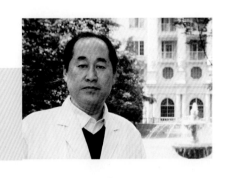

主编 王宏伟

主任医师，教授，复旦大学博士生导师，复旦大学附属华东医院皮肤科主任、皮肤病教研室主任。主要从事皮肤组织病理与皮肤病治疗领域研究及干部保健工作。所领导的团队获上海市"工人先锋号"称号。任民盟上海市委医疗卫生委员、上海市康复医学会皮肤康复专家委员会主任委员、中国博士后科学基金评审专家、教育部"国家科技奖励"评审专家、上海市卫生科技评审专家、中华医学会皮肤性病学分会病理学组委员、中国麻风协会理事、上海市皮肤病性病学会委员、上海市医师协会皮肤性病学医师分会委员、上海市中西医结合皮肤病学会委员，担任国内多种学术期刊编委及审稿人。发表文章105篇，其中SCI文章20余篇；承担科研课题18项；举办国家级继续教育项目10项；获上海科技成果奖5项，上海市科技进步二、三等奖各1项，上海市医学奖2项，国家发明专利1项，实用新型专利2项。

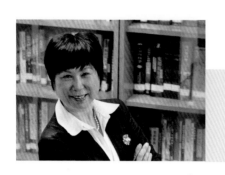

主编 王秀丽

　　主任医师，教授，同济大学博士生导师，复旦大学皮肤性病学博士，德国慕尼黑大学光动力医学博士，上海市浦江人才计划留学人员，上海市卫生系统优秀学科带头人，上海市三八红旗手。长期从事光动力学应用与研究，承担国家自然科学基金、归国留学人员基金和上海市重点项目等 20 余项课题，获科技奖 5 项。担任国际光动力协会（International Photodynamic Association）、欧洲光动力医学平台（European Platform for Photodynamic Medicine）委员；英国 *Photodiagnosis and Photodynamic Therapy*、德国 *Photonics and Lasers in Medicine*、美国 *Journal of Pigmentary Disorders* 编委；《中华皮肤科杂志》、《国际皮肤性病学杂志》、《中国皮肤性病学杂志》编委；中华医学会激光医学分会委员、中华医学会皮肤性病学分会治疗组委员、中国中西医结合学会皮肤科分会光医学及皮肤屏障学组副组长、中国女医师协会皮肤性病学分会常委、上海市皮肤性病学分会委员、上海市医师协会皮肤性病学医师分会副会长、上海市激光医学分会光动力学组组长、上海市激光学会副主任委员。先后在德国慕尼黑大学激光研究所、美国哈佛大学公共卫生学院、美国哈佛大学麻省总医院 Wellman 光医学中心做高级访问学者。

前　言

　　如果你是一名皮肤科医师，相信你一定知道伍德灯。你可能使用过或从未使用过伍德灯，你可能见过或从未见过伍德灯下的皮损形态。如果幸运的话，你可能看见过一些伍德灯下拍摄的皮肤病照片，但你可能从未读过一部国内外有关伍德灯在皮肤科应用方面的专著。自你从事皮肤科工作之初，就深知伍德灯在皮肤科的临床应用价值和意义。然而，伍德灯的应用并没有在皮肤科普及，甚至被长期忽略和遗忘。其主要原因是，国内外尚未见有关伍德灯在皮肤科应用方面的专著，缺乏系统的伍德灯下的临床病例照片，使伍德灯在皮肤科临床使用中长期处于缺乏可资借鉴、参考、学习资料的状态。多数皮肤科医师根本不了解伍德灯的应用原理及临床使用要点，也缺乏该项技术在皮肤科领域教学和培训的机会。我们希望通过这部专著，对伍德灯在皮肤科的应用价值给予新的认识和评判。

　　皮肤病学是研究皮肤及其相关疾病的科学。与其他学科不同，皮肤病学具有其特殊性。皮肤是人体最大的器官，包裹于机体表面，是人体内、外环境的分界，所以皮肤病种类繁多；皮肤还与全身组织器官紧密联系，内部疾病也能通过皮肤这个"窗口"而表现异常。由于皮肤位于体表的特殊性和便利性，多数皮肤病只要通过观察临床皮损形态和了解皮肤组织病理即可明确诊断，较少借助大型医疗检查设备。所以简单地说，皮肤病学是一门形态科学，靠一双"火眼金睛"，通过"裸眼查看皮损"和"镜下观察组织"来识别疾病。但是仅用这两种方式是不全面和局限的，许多皮肤病信息因而被忽略而未被很好地利用。近年涌现出一些新型的诊断方法，如皮肤镜、皮肤 CT 等，一定程度地补充和完善了皮肤病的诊疗系统。伍德灯检查是依靠激发光使不同正常组织或病变组织产生不同的荧光表现以甄别疾病的一种无创、简便、实用的检查手段。然而这样一种好的检查手段却被忽视和遗忘，有些医师即使拥有伍德灯也不知如何使用，在临床工作中无从下手，甚至有的医师在门诊"光天化日之下"直接拿伍德灯来观察皮损，自然是毫无所获。近年来越来越多的各级医师有强烈的需求，希望能够学习和掌握伍德灯检查这项皮肤科实用技能。

《伍德灯皮肤科实用技术图解》共 5 章，有近 600 幅图片，内容简洁、实用，便于临床医师随时浏览、查阅和学习。在内容编排上，大致依伍德灯对疾病的诊断价值进行排序；在疾病介绍中，以疾病的临床特点、组织病理和伍德灯检查特征为主线，尽力使临床照片与伍德灯下图像的部位保持一致，做到图片精美、背景清晰、具有对照性和可比性，这些正是展示伍德灯下荧光特征和认识疾病的关键。本书绝大多数照片都是我们在多年的临床工作中广泛收集和精心挑选的，仅少数图片引用于其他杂志和网络，非常难得。书中不但介绍了伍德灯使用方法、操作环境和应用价值，以使皮肤科医师规范、科学地应用伍德灯；也特别介绍了皮肤科先驱、伍德灯之父伍德先生的生平，希望激励皮肤科同行更好地投入皮肤科临床与科研工作，将这项技术发扬光大。书中也讲述了一些我们诊疗过程的细节、思路和体会，希望读者能从中得到借鉴。我们希望通过这部专著启发年轻医师，要重视点滴的临床"不起眼"的工作，不要轻视小事情，小事情蕴藏着大道理，有心者事竟成。

由于本书是首部介绍伍德灯在皮肤科应用的系统的专著，写作时缺乏更多可借鉴的图书和文献，在编排和内容上会有很多疏漏、不足和错误。期待通过"抛砖引玉"，使更多的皮肤科有识之士关注、使用、补充和完善伍德灯技术，更好地发挥伍德灯在皮肤科临床诊断中的作用。

期待伍德灯在皮肤科领域迅速普及，通过伍德灯尽情展示皮肤病的奥秘！

王宏伟　王秀丽
2014年8月于上海

目 录

伍 德 灯

第一章 总 论

第二章 正常皮肤和基本皮损伍德灯下表现

第三章 伍德灯下常见皮肤病图解

第四章　伍德灯在物质检测、疾病鉴别与疗效判断方面的应用

第五章　伍德灯在皮肤病诊断领域的拓展应用

第一章

总　论

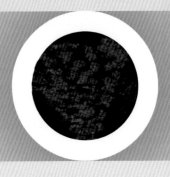

一、伍德灯发展简史

提及伍德灯，作为一名皮肤科医师应该记住一位美国物理学家和发明家罗伯特·威廉姆斯·伍德（Robert Williams Wood，1868–1955年）（图1-1）。了解他的生平，一方面可以表达我们对伟大的皮肤科先驱的崇高敬仰，另一方面也有助于我们在繁杂、浮躁的当今，以潜心、踏实和科学的态度从事皮肤科临床工作与科学研究。

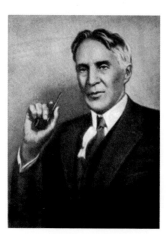

图1-1　美国著名物理学家罗伯特·威廉姆斯·伍德

伍德先生的科学生涯绝大部分时间是在约翰·霍普金斯大学度过的，他从一名普通的教授，后来成为实验物理学研究领域全球著名的教授。他在光学、红外线和紫外线等多个领域做出了巨大的贡献，特别在显微镜方面，他得到了原子物理学中重要的实验结果，明确了气体和蒸汽的光学性质，特别是钠蒸汽方面的研究，这是对荧光逸出理论所做的一项基础工作，被公认为最具权威性的发现；在电磁领域，他对谱线效应的研究同样具有重要的意义，他对衍射光栅进行了改进，极大地激发了光谱领域其他科学家的后续研究；他的研究还涉及世界著名的次声波反应试验、彩色摄影、声波图像、超声波振动特性以及刑事犯罪学等多个领域，拥有众多的发明专利。在二次世界大战期间，他曾经担任曼哈顿计划的顾问。

1903年伍德先生首次用一种含镍的玻璃从辐射束中去除可见光，从而诞生了只含紫外线光束的滤波器。此后，人们以他的名字将这种滤过紫外线的灯命名为伍德灯，伍德先生被誉为伍德灯之父。由于伍德灯仅含紫外线故又被称为紫外线灯，也有人将这种发生肉眼不可见的光束装置，称为黑光灯（black light）。

1925年玛格利特（Margaret）和德维兹（Deveze）首次应用伍德灯诊断头发的真菌感染，这也是伍德灯首次被应用于临床皮肤科。伍德灯经过近百年的发展，在皮肤科的应用范围不断扩大和完善，被广泛应用于多种常见皮肤病的诊断与鉴别诊断、排除某些疾病的可能性、界定皮肤损害范围以及某些皮肤病治疗后的疗效判定，特别在色素异常性皮肤病、感染性皮肤病和代谢性皮肤病等方面的应用，凭借其操作简单、方便、快捷、无创和经济实用等优势，在临床工作中显现较大的实用价值。

目前，国内使用的伍德灯主要是由上海希格玛高技术有限公司生产的灯管呈环形的SW-10型灯管和采用LED环形灯管的SW-11型两种型号（图1-2）[注册证号：沪食药监械（准）字 2013 第 1221457 号；技术参数：220V 50Hz 交流电源；外形尺寸：237 mm×122 mm×52 mm；辐照面积：Φ60 mm；输入功率：≤12 VA；净重：0.5 kg；光源类型：环形 UVA 灯管或 LED 灯]。中间有一个圆形窥窗，具有 1.5 倍的放大镜功能，使临床医师观察皮损更加清晰（图 1-3）。本书所有伍德灯下照片均采用上述设备采集。

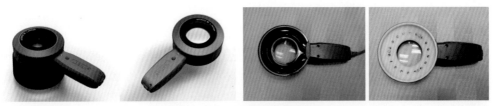

图 1-2　SW-10 和 SW-11 型伍德灯

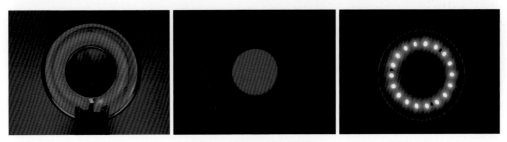

图 1-3　伍德灯暗室下灯光

二、伍德灯应用原理

光是一种具有电磁波和粒子流二重性的物质，具有能量和吸收等特性。光的发生是原子或分子等微粒能量变化的结果，通常处于能量最低的基态，当受到外界能量作用时，其获得的能量由低能级跃升至高能级，即激发态。处于激发态的微粒极不稳定，需从高能级（激发态）回到低能级（基态），此时多余的能量便以电磁波和光子的形式放出，即产生发光现象。光所产生的振动电场和振动磁场组成电磁辐射，生物系统是分子介质组成体，光与生物体的相互作用可以产生物理和化学反应，包括光与生物体在细胞及组织之间不同层面的相互作用，产生一系列的连锁反应（荧光效应）。简单地说，荧光就是物质吸收光能量由低能状态转变为高能状态，再回到低能状态时释放出的光，即物质吸收短波光，发射出的长波光。

荧光具有以下性质：

- 吸收光。
- 保持固有的荧光特性。
- 荧光波长＞激发波长（STOKES 法则）。
- 荧光强度极小于激发光的强度。
- 有不同程度的衰减。
- 荧光强度取决于激发强度、被检物浓度和荧光效率。

人体组织由蛋白质、核酸和类脂化合物组成，含有发荧光和不发荧光的色素，在不外加光敏剂的条件下，生物组织受激发光照射而产生荧光，被称为自发荧光。自发荧光来自细胞内部组成和细胞间基质的内源荧光团，包括胶原纤维、弹性纤维、还原型辅酶Ⅱ、黄素、络氨酸、卟啉和胆红素等。皮肤含有吸收光线的发色团，内源性发色团包括血红蛋白、氧合血红蛋白和黑素；外源性发色团有文身墨水等。

紫外线可分为 3 个波段：短波紫外线（UVC，180 ～ 290 nm）、中波紫外线（UVB，290 ～ 320 nm）和长波紫外线（UVA，320 ～ 400 nm）。UVC 波段又被称为"杀菌区"，对生命细胞具有杀伤能力，太阳光中的 UVC 一般均被大气层吸收和散射，只有极少量 UVC 到达地面，故到达地面的光谱波长几乎均在 290 nm 以上。UVB 波段被称为"皮肤红斑区"，可使正常人皮肤产生红斑，是光化学反应最活跃的部分，大部分可被大气层阻断且不能透过窗户玻璃，到达地球表面的 UVB 在紫外线中不足 10%。UVA 占 90%，由于 UVA 波段的光肉眼不可见，因此又称为"黑光区"，伍德灯采用的就是 UVA 波段的紫外线。

伍德灯以高压汞灯作为发射光源，通过含有 9% 镍氧化物的钡硅酸滤片（又称 Wood 滤片）发出 320 ～ 400 nm 波长的光（波峰为 365 nm）（图 1-4）。伍德灯的输出功率较低，一般为 1 mW/cm²。此波段的紫外线照射到皮肤上，很易被表皮散射或反射，而表皮和真皮的黑素以及真皮的胶原可吸收这一光波，并发出非特异性的荧光，以蓝白光为主。正常皮肤组织的自身荧光主要取决于皮肤色素含量、弹力纤维、胶原纤维等荧光或色素前体及产物的组成。不同的组织、不同的病理变化所产生的荧光颜色各不相同。长期日晒可使真皮弹性纤维变性，从而皮肤荧光波普随之改变，故存在较显著的个体、年龄和部位差异。色素脱失或色素减退性皮损中黑素细胞丢失或减少，因此，伍德灯诱导的自体荧光仅来源于真皮胶原，表现为明亮的境界清楚的蓝白色光斑；色素沉着性皮损中富含黑素，当用伍德灯照射时，大部分光被色素吸收，而相邻黑素含量较少的正常皮肤则多被散射和反射，故在两者交界处形成了明显的色差和分界线。需要注意的是，伍德灯对表皮的色素显现明显，对真皮的色素显示较差。部分感染性皮肤病由于某些病原体本身可产生荧光物质，在伍德灯照射下可产生不同颜色的特异性荧光，具有较高的诊断价值。例如，痤疮患者皮损中的痤疮丙酸杆菌可产生光敏性物质（主要为粪卟啉Ⅲ），在伍德灯下可发出砖红色荧光；花斑糠疹患者皮损中的马拉色菌可产生淡绿色荧光。

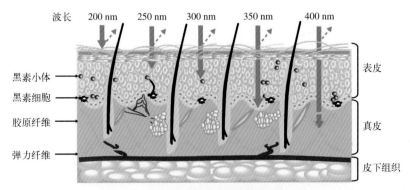

图 1-4　不同波段紫外线照射皮肤组织模式图

三、伍德灯在荧光诊断中的应用

皮肤科医师在诊治皮肤病时，需借助充足的自然光线以便清楚地观察和辨别皮肤损害，但在暗室环境，伍德灯下的皮肤损害将如何呈现？以前，我们习惯于观赏游泳运动员在水面的精彩泳姿（图1-5），而当水下摄影技术应用之后，它给我们带来了完全不同的视觉效果，呈现出一个奇妙无比的水下世界（图1-6）。伍德灯下图像恰如水下摄影技术效果，它在皮肤科领域的应用价值远远超过我们以往对它的认识。

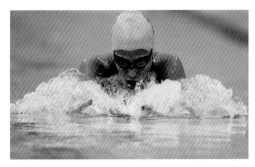

图 1-5　水面上精彩泳姿（引自 www.nipic.com）

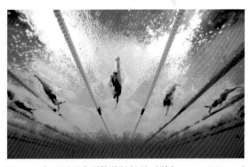

图 1-6　水面下观赏到的美妙场景（引自 www.nipic.com）

伍德灯作为激发光源可使人体正常组织、病变组织及各种不同的病原体显现不同的自发荧光，用于荧光诊断。皮肤病位于体表，伍德灯可随时对皮肤组织进行直接的无创检测，不同皮肤组成所提供的光谱学信息不同，酪氨酸在 270 nm 激发光下，发射光谱峰值为 320 nm；色氨酸在 295 nm 激发光下，发射光谱峰值为 345 nm；胃蛋白酶分解的胶原在 335 nm 激发光下，发射光谱峰值为 390 nm；胶原酶分解的胶原在 370 nm 激发光下，发射光谱峰值为 460 nm；弹性蛋白和胶原组织在 440 nm 激发光下，发射光谱峰值为 520 nm；白癜风皮损受 430 ～ 580 nm 光源激发时，发射自体荧光峰值为 500 ～ 550 nm；银屑病的皮损在 295 nm 激发光下，发射光谱峰值为 345 nm，真皮组织光谱峰值在 315 nm 左右，即色氨酸特征性光谱区域处荧光强度显著增强，真皮组织荧光信号显著减弱，间接证实银屑病患者表皮增厚、色氨酸明显升高。

目前，伍德灯多用于色素障碍性皮肤病的诊断与鉴别诊断，如白癜风表现为明亮的蓝白色荧光；色素增加性疾病在伍德灯下皮损变得更加明显，境界更加清楚，如黄褐斑表皮型颜色更深，真皮型颜色变化不明显。伍德灯还用于感染性皮肤病，如伍德灯下犬小孢子菌呈蓝绿色，铁锈小孢子菌呈蓝绿色，石膏样小孢子菌呈暗黄色，许兰毛癣菌呈淡蓝色，白念珠菌呈黄绿色，球孢子菌呈黄绿色，新生隐球菌呈红色，曲霉呈绿色，副球孢子菌呈黄色，奴卡菌无荧光。痤疮在伍德灯照射下毛囊处有砖红色荧光，认为是丙酸杆菌属成分的荧光反应。近年来，国内外已有研究证明脂溢性皮炎患者和健康人面部皮脂分泌量高的 T 区也存在砖红色荧光物质，认为这种荧光物质不仅由痤疮丙酸杆菌产生，还可能与皮脂腺分泌有关，但尚未有确切证据证实荧光物质的来源。伍德灯还可以用于代谢性皮肤病的诊断，如卟啉特征性的红色荧光，用于鉴别各型卟啉病。伍德灯还用于皮肤正常组织、良性病变和恶性肿瘤的辅助检查与鉴别诊断。增生活跃的癌细胞，其细胞器及分子物质与正常细胞存在差异，利用荧光光谱学分析可辅助鉴别皮肤肿瘤。

四、伍德灯操作环境与使用方法

虽然伍德灯使用方便、简单，但在实际操作中，需要一定的操作环境和技巧。

（1）暗室：伍德灯操作必须在绝对的暗室环境下使用，自然光下或密闭性不好的暗室内都将无法观察或极大地丧失或削弱伍德灯下的观察效果和应用价值。

（2）检查前准备：伍德灯在使用前应该预热 1 min，保证伍德灯光源功率稳定，具有足够的能量，从而达到满意的荧光成像效果。检查者也需要在暗室内待 1 min，以利于适应暗环境，看清被检查的皮损发出的荧光。

（3）检查距离：伍德灯与需观察皮损的距离保持 10 cm 左右，以皮损在伍德灯下呈现清晰荧光图像为准。过于近，伍德灯的观察区域中心会产生暗斑，周围光线过强；过于远，伍德灯观察区域的光强度不足，致荧光成像不清。

（4）排除干扰因素：在进行伍德灯观察时，应尽量避免周围有反射或荧光物体，清除检查部位皮肤上遗留的衣物棉絮和纤维；鉴别和排除外用药物、香料和敷料等残留物对荧光诊断的干扰和影响，如凡士林软膏产生的蓝色或紫色荧光、含有水杨酸的药物产生的绿色荧光、检查者白大衣产生的蓝色荧光反射、患者体表残留的肥皂的荧光等。

（5）注意事项：患者在伍德灯检查前一般不需要局部清洗皮肤，以免影响观察与判断；检查面部时，患者应闭目，避免直视光源。

五、伍德灯检查的意义与应用价值

伍德灯是一种非常简便、快捷、无创的检查方法和初筛手段，根据伍德灯在不同皮肤病中所发挥的不同的作用，其应用价值也有所不同。应将伍德灯放置在暗室条件的检查室内，以确保图像清晰和多次使用。如果无法在门诊快速做出判断，则还需要做进一步检查以明确诊断，例如，伍德灯对真菌感染性皮肤病进行初步检查后提示还需做真菌直接镜检和培养；对疑似卟啉病患者检查后提示还需做血液、尿液和基因学检查等。

伍德灯的应用价值如下：

（1）对皮肤病的诊断：对色素异常性皮肤病，特别是早期初发白癜风患者或肤色白皙难以判断和明确白癜风的患者，具有很高的诊断价值。

（2）对皮肤病的鉴别诊断：如白癜风与无色素痣的鉴别、银屑病与玫瑰糠疹的鉴别，还可用于排除某些皮肤病。

（3）对皮肤病皮损范围、损害深度的界定：对斑块状皮肤损害或恶性皮肤肿瘤范围的界定、溃疡深度的判断、临床用药和外科手术有一定的指导意义。

（4）皮肤病疗效的判断：通过观察伍德灯下皮损荧光强度的变化来观察治疗效果，如痤疮、白癜风、皮肤垢着病等皮肤病治疗后的疗效观察。

（5）监控局部用药情况和药物代谢情况：如监测用药治疗情况（外用剥脱剂）

或防护用药情况（外用防晒霜）。

（6）其他：协助确定接触性皮炎及其接触物质性质；还可用于法医学血迹和精斑检测以及刑侦学的现场勘查。

六、伍德灯检查的适应证

（1）最具诊断价值的适应证

1）色素异常性皮肤病：白癜风、晕痣、无色素痣、雀斑等疾病的诊断与鉴别诊断，皮损范围的界定、疗效判断及跟踪随访。特别是色素增加性皮肤病需美容激光治疗时，可对色斑进行数目和范围的检查、治疗后的疗效判断与随访。

2）感染性皮肤病：真菌性皮肤病，如各种头癣、花斑糠疹的诊断；某些细菌性皮肤病，如痤疮、红癣等疾病的诊断与疗效判断。

3）红斑鳞屑性皮肤病：银屑病的诊断以及与其他红斑鳞屑性皮肤病的鉴别诊断。

4）神经精神障碍性皮肤病：如皮肤垢着病。

5）某些代谢性皮肤病：如卟啉病。

（2）具有一定价值的适应证：部分体癣与股癣、马拉色菌毛囊炎等疾病的诊断与皮损范围的界定；部分神经精神障碍性皮肤病，如人工皮炎、结节性痒疹等。有些皮肤病在伍德灯下没有荧光产生，但结合外用光敏剂和辅助荧光光谱学分析可进行诊断与鉴别诊断，如体股癣、部分皮肤肿瘤等。

（3）排除某些疾病：多数以红斑、丘疹、水疱、脱屑等为主要表现的皮炎、湿疹；多数手足癣、体股癣等真菌性皮肤病；多数与皮脂腺有关的皮肤病，如皮脂腺增生、皮脂腺异位、皮脂腺痣、多发性脂囊瘤等疾病，在伍德灯下无荧光产生，无特异性表现，伍德灯对这些疾病的诊断价值不大，但可用于排除和鉴别这类疾病。

七、如何正确使用伍德灯

皮肤科是一门以形态学分析和判断为主的临床学科，一般常见的皮肤病主要通过对患者的临床皮损形态进行综合分析、判断来明确诊断；疑难性皮肤病主要通过组织病理形态进行分析、判断来明确诊断。伍德灯是临床非常实用的一种无创的、简便的检查方法，临床可借助伍德灯在门诊快速地对皮损的荧光及形态进行观察，来作为临床肉眼观察皮损的一个补充或互补。虽然皮肤科可利用和借助的先进的高科技设备较少，但皮肤科有其特殊性，皮肤病都位于机体表面，可通过对体表皮损的直接审视来明确诊断、观察疾病转归。近年，随着皮肤学科的迅猛发展，皮肤镜和皮肤 CT 等检查孕育而生，这些方法无非也是对皮肤形态学的进一步审视和发现。然而有近百年历史、早已被列入皮肤病学传统检查手段的伍德灯检查却没有得到很好的利用和发展，与不断涌现的新型皮肤病检查设备做比较，传统、低廉的伍德灯检查不妨是每一位皮肤科医师触手可及的实用且实惠的检查手段。

如何正确使用伍德灯，需要一本有关伍德灯诊断皮肤病的参考书，通过汲取别人的经验来丰富自己的认识，避免走弯路。使用时必须严格按照伍德灯检查的操作环境与使用方法，才能对诊断有所帮助，例如，保持伍德灯与观察皮损的距离约 10 cm（图 1-7）。照射距离过近，伍德灯环形灯管中心处皮损会有暗色阴影（图 1-8），光线过强，致皮损显示模糊（图 1-9）；照射距离过远，伍德灯下皮损处的光线晦暗，皮损显示不清楚（图 1-10）。

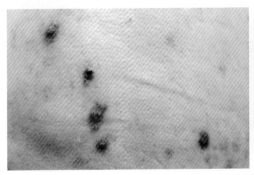
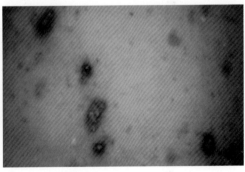

图 1-7　正常照射距离为 10 cm 的图像

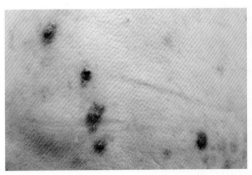
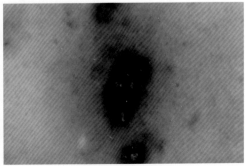

图 1-8　照射距离过近，伍德灯环形灯管中心处皮损有暗色阴影

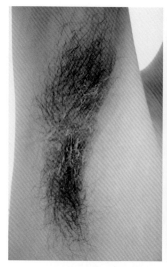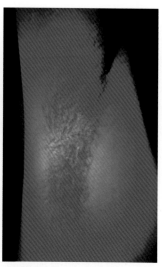

图 1-9　照射距离过近，伍德灯光线过强，皮损模糊

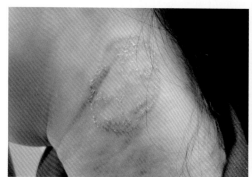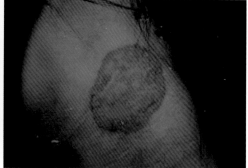

图 1-10　照射距离过远，伍德灯下皮损显示不清楚

八、如何分析伍德灯下图像

皮肤科医师需要深刻了解和掌握伍德灯使用要领，像医学影像科医师一样分析和解读每一张照片，要掌握不同部位、不同年龄人群正常的皮肤特点，还要掌握正常皮肤组织与皮肤损害在伍德灯下的表现与特征，练就皮肤科临床诊断真功夫，不断积累临床经验，准确地捕捉、分析、判断和鉴别各种皮肤病。以白癜风为例，伍德灯下图像分析如下（图 1-11、1-12、1-13）。

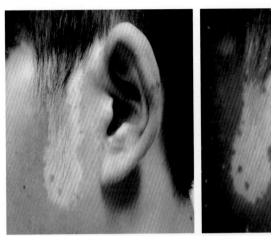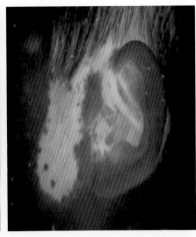

图 1-11 面部白癜风。伍德灯下见境界清晰、明亮的蓝白色斑；耳郭内呈绒样黄白色的为正常皮肤表现，与耳前呈亮蓝白色荧光的白癜风有所不同

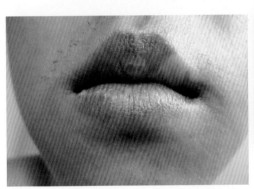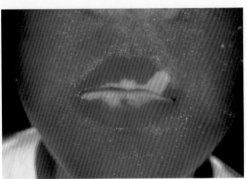

图 1-12 左上唇红处白斑。伍德灯下左上唇呈现境界清晰、明亮的蓝白色斑；下唇的黄白色斑为正常唇红处皮肤表现，与上唇白癜风亮蓝白色荧光有所不同

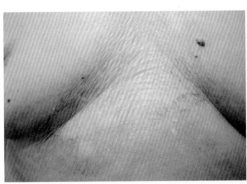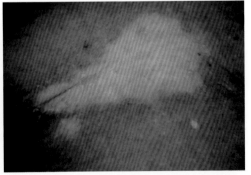

图 1-13 前胸白斑。伍德灯下呈蓝白色荧光斑，边缘有蓝黑色"边晕"；皮肤表面皱缩为患者外用白癜风药水刺激所致；左下小圆形、规则的蓝白色斑为特发性点状白斑；右下不规则蓝白色斑为白癜风损害

第二章

正常皮肤和
基本皮损伍德灯下表现

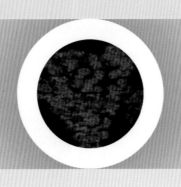

一、不同部位正常皮肤在伍德灯下的特点

这里介绍不同部位的正常皮肤组织包括口唇、鼻部、前额、耳郭、白色毛发和指甲（图 2-1 ～图 2-6）。

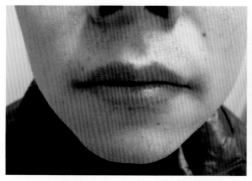
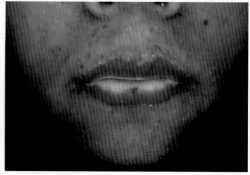

图 2-1　正常口唇。伍德灯下可见唇红部位有蓝白色斑片，口周皮肤出现少许散在分布的针尖大小红色荧光

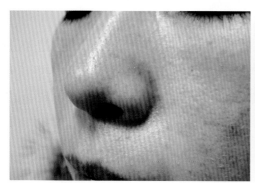
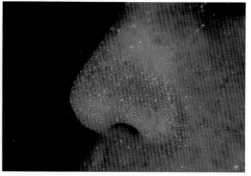

图 2-2　正常鼻部。伍德灯下可见鼻部呈现较多针尖大小点状的红色荧光，鼻翼周围尤甚

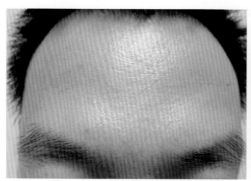
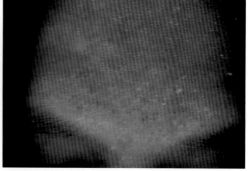

图 2-3　前额皮肤。油性皮肤者前额的正常皮肤在伍德灯下呈现针尖大小的红色荧光

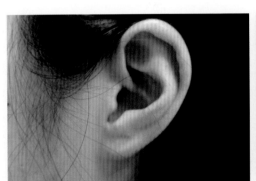
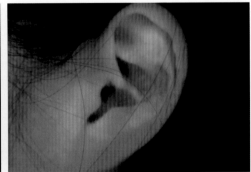

图 2-4 耳郭皮肤。伍德灯下耳郭内耳软骨突出部位的皮肤呈现均匀、绒样、柔和的黄白色荧光

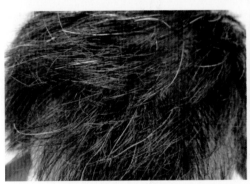
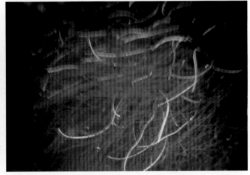

图 2-5 白色毛发。伍德灯下白发发出明亮的蓝白色荧光，黑发呈蓝黑色，对比明显

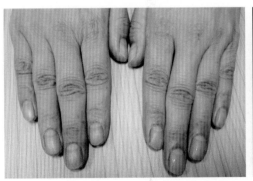
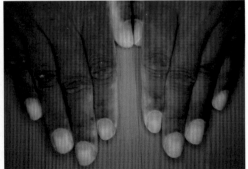

图 2-6 指（趾）甲。伍德灯下的正常甲板呈现明亮、均一的蓝白色荧光

二、不同年龄皮肤在伍德灯下的特点

儿童皮肤细腻，呈淡蓝白色；随着年龄的增长，伍德灯下皮肤渐呈现浅蓝黄色或蓝白色斑点、斑片，60岁以上老年人尤为明显（图2-7～图2-12）。

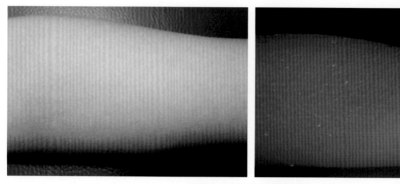

图 2-7 3 岁儿童正常皮肤

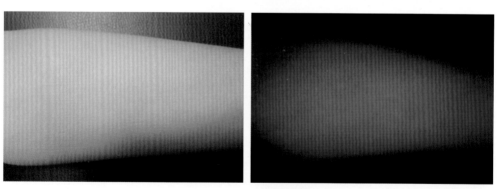

图 2-8 13 岁儿童正常皮肤

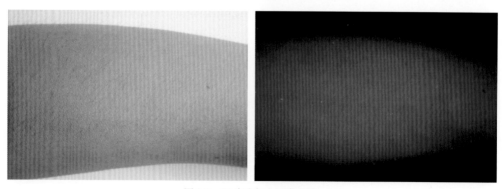

图 2-9 26 岁成年人正常皮肤

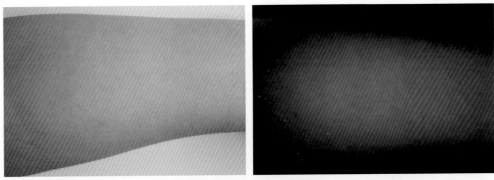

图 2-10　35 岁成年人正常皮肤

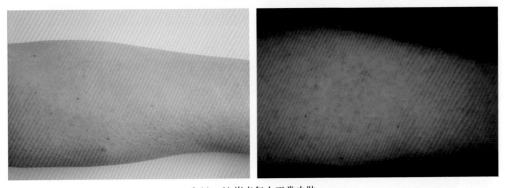

2-11　61 岁老年人正常皮肤

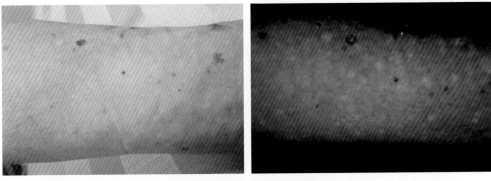

图 2-12　83 岁老年人正常皮肤

三、皮肤病基本损害在伍德灯下的表现

了解皮肤病基本损害在伍德灯下的表现，有助于明确皮肤病在伍德灯下的诊断和鉴别诊断。这些基本损害包括红斑、丘疹和斑丘疹、风团、水疱、囊肿、糜烂、溃疡、鳞屑、瘢痕、结痂、苔藓样变（图2-13～图2-22）。

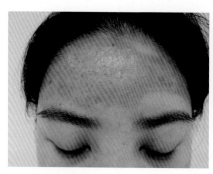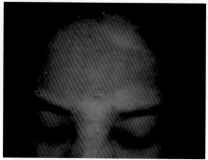

图 2-13　红斑

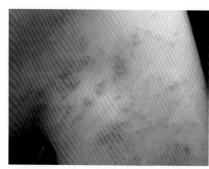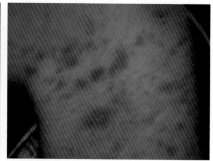

图 2-14　丘疹、斑丘疹

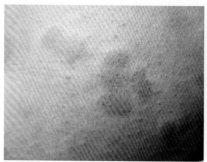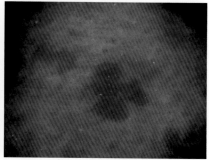

图 2-15　风团

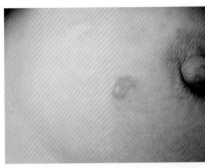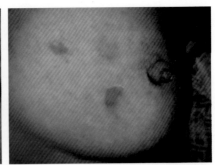

图 2-16　水疱

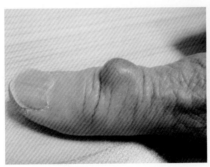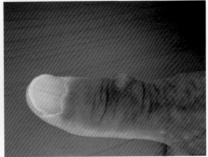

图 2-17　囊肿

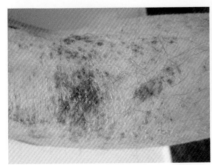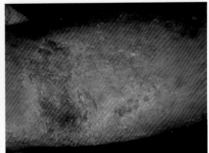

图 2-18　糜烂

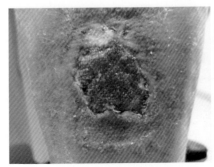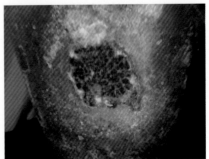

图 2-19　溃疡

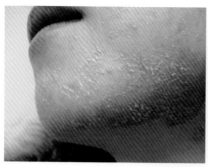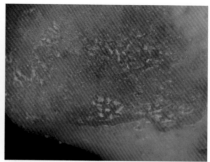

图 2-20 鳞屑

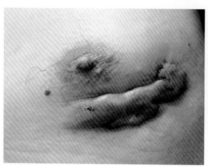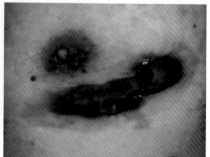

图 2-21 瘢痕

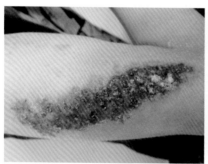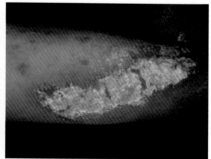

图 2-22 结痂

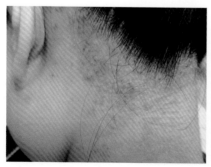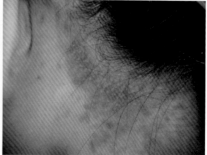

图 2-23 苔藓样变

第三章

伍德灯下
常见皮肤病图解

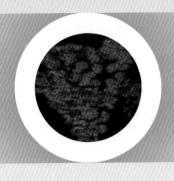

一、色素障碍性皮肤病

由于不同组织所含色素、所处位置及分布情况的差异，使得伍德灯照射正常皮肤和病变皮损也呈现不同的荧光和色差。光线照射到皮肤，波长较短的紫外线（UVB和UVA）很易被角质层和表皮散射，而波长较长的可见光（波长为 400 ~ 800 nm）可穿透至更深的真皮层。黑素吸收紫外线和可见光的能力很强，当伍德灯发出的光线照射到富含黑素的表皮时大部分被吸收，而照射相邻的含黑素较少的皮肤时则被散射和反射，这就在两者交界处形成了明显的分界线。伍德灯检查可较好地显示表皮内色素沉着，如表皮色素增加者（雀斑、黄褐斑）在伍德灯下的表现更加明显，而真皮的色素增加（蒙古斑、炎症后色素沉着）则显示不太明显或没有变化，其原因是真皮内黑素周围的胶原纤维发生自体荧光削减了荧光反射。伍德灯检查强调色素增加区域与正常皮肤之间、色素减少区域与正常皮肤之间的对比，**以伍德灯下白癜风所呈现的亮蓝白色斑作为标色，对比和区分其他色素减退性皮肤病。**

（一）色素减退的皮肤病

1. 白癜风（图 3-1 ~ 图 3-9）

【临床特点】见于任何年龄、任何部位，表现为局限性乳白色的色素脱失斑，境界清楚，大小不一，形态各异，边缘常伴色素增多现象，无自觉症状。

【组织病理】表皮中黑素细胞数量减少乃至消失，同时黑素颗粒也明显减少或消失。

【伍德灯检查】白癜风皮损中黑素细胞缺失，伍德灯诱导产生的自体荧光来源于真皮胶原，即亮蓝白色荧光，故色素脱失性白斑在伍德灯下表现为明亮、境界清楚的蓝白色斑片，与周边皮肤反差明显，对明确白癜风诊断与鉴别诊断具有极高的价值。特别对早期初发的不明显的白斑或肤色白皙患者的白斑的鉴定，其优势更加明显。用伍德灯为白癜风患者做全身皮肤筛查和体检，多能发现不被患者发现的损害。

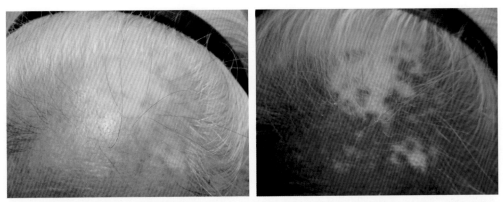

图 3-1　头皮部位白癜风。76 岁女性患者，病程 1 年余，可见头皮部位境界清楚的瓷白色斑片；伍德灯下表现为境界清楚的亮蓝白色斑片

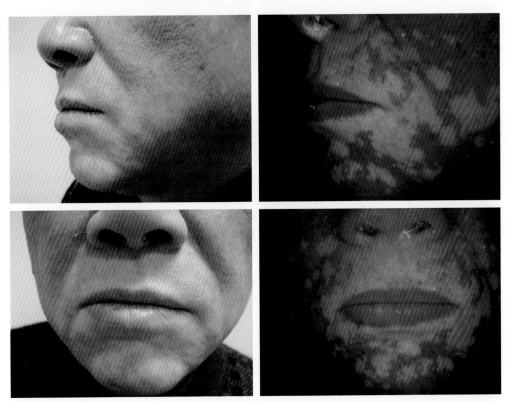

图 3-2　面部早期白癜风。59 岁男性患者，2 周前发现面部肤色不均，临床表现为面部散在多发性浅色斑，境界欠清。伍德灯检查可见面部多发性亮蓝白色斑片，与周围正常皮肤对比明显，境界清楚。伍德灯对于早期、病程短、临床不明显的白癜风皮损，具有极高的诊断价值

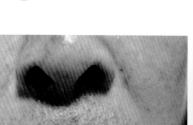
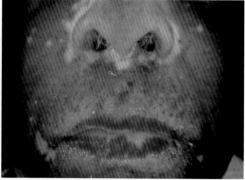

图 3-3　面部白癜风。患者发现右侧鼻翼处白斑 1 周就诊。伍德灯检查可见鼻部周围及两侧口角处散在多处境界清晰的亮蓝白色斑点，与周围皮肤对比明显；唇红处柔和的白斑与上述亮蓝白色斑有差异，为正常组织所见

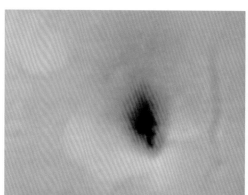
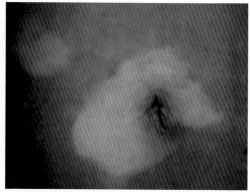

图 3-4　躯干部位白癜风。患者肤色白皙，腹部白斑与周围正常皮肤反差不明显；伍德灯检查可见境界清晰的亮蓝白色斑片

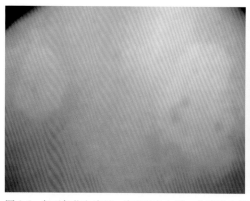
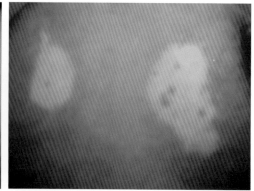

图 3-5　躯干部位白癜风。患者肤色白皙，白癜风皮损不明显，临床很难诊断；伍德灯检查可见境界清楚的亮蓝白色斑片，其中有正常皮肤的色素岛

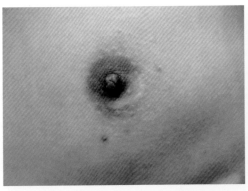
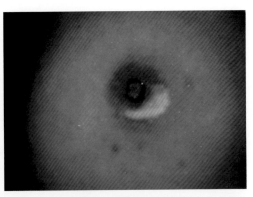

图 3-6　男性乳晕部位白癜风。患者发现乳晕部位白斑 4 个月，界限不甚清楚；伍德灯下见界限清楚的亮蓝白色斑，与周围皮肤对比明显，正常乳晕及乳头与周围正常皮肤也形成色差，境界清晰

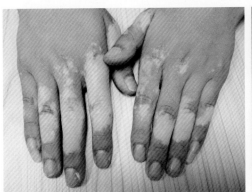
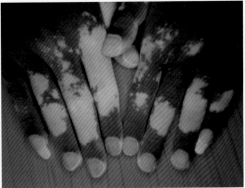

图 3-7　手背部位白癜风。双侧手背可见境界清楚的白斑，为典型白癜风色素脱失斑；伍德灯检查可见双侧手背境界清晰的亮蓝白色斑，与周围皮肤反差明显。双手指甲柔和的白色荧光与白癜风亮蓝白色斑有所不同，为正常组织所见

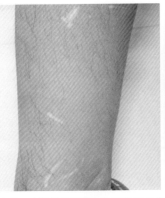
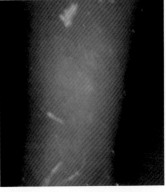

图 3-8　小腿部白癜风。小腿伸侧皮肤划伤后出现白癜风"同形反应"，伍德灯检查显示小腿的上端为白癜风损害，下端可见境界清晰、条状亮蓝白色荧光，与上端白癜风荧光图像和荧光强度一致

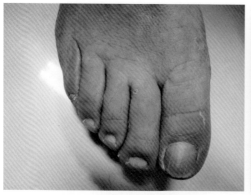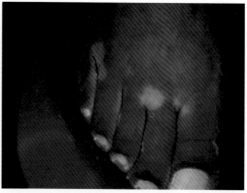

图 3-9　足部白癜风。患者有白癜风病史多年，在进行伍德灯全身检查时发现右足背与足趾交界处有境界清晰的亮蓝白色斑。重新在自然光线下审视上述部位，在第 3、4 趾足背处可见不易被察觉的浅色白斑（色素减退斑）。对于白癜风患者，我们建议进行全身伍德灯检查进行筛查，多能发现早期、不典型或患者未察觉的皮损。可以根据病患的发生时间和皮损的多少初步评估患者的病情与发生发展趋势，也可指导患者治疗用药

2. 离心性后天性白斑（晕痣）（图 3-10、3-11）

【临床特点】好发于面部、颈部及躯干部，皮损中央为直径 0.5 cm 左右的色素痣（一般多为皮内痣），周围绕以色素脱失晕，白晕大小不等，自数毫米至数厘米，无自觉症状。

【组织病理】真皮可见典型的痣细胞巢，伴以淋巴细胞为主的炎症细胞浸润；周围表皮内黑素细胞减少甚至消失。

【伍德灯检查】伍德灯检查对晕痣的诊断具有较高的价值。晕痣在伍德灯下，其色素脱失晕呈蓝白色，与中央色素痣及周围正常皮肤界限清晰，反差较明显。

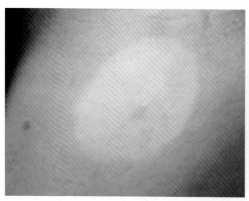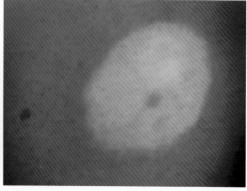

图 3-10　晕痣。背部硬币大小白斑，中央有米粒大小呈肤色的丘疹，不甚明显；伍德灯下可见境界清楚的亮蓝白色荧光斑，中央清晰，可见暗色斑丘疹

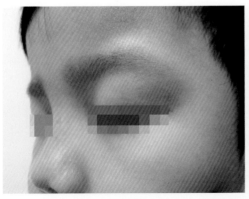
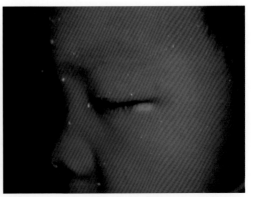

图 3-11 晕痣。患者自幼左侧外眼角下有一针帽大小的"色素痣"，近期发现周围皮肤颜色变浅；伍德灯下可见境界清楚的亮蓝白色荧光斑，中央清晰，可见黑色针帽大小的斑点

3. 无色素痣 （图 3-12 ～图 3-15）

【临床特点】出生时或出生后不久发生的局限性色素减退斑，境界欠清，周围无色素沉着带，可单侧分布或呈列序分布，持续存在，终身不退，无自觉症状。

【组织病理】表皮钉突变平，可见表皮内黑素细胞萎缩成类似圆形，黑素细胞数量多正常。黑素细胞内黑素体自噬，黑素体聚集成簇，黑素体转移异常，角质形成细胞中的黑素体数目减少。真皮上部噬色素细胞没有增多。

【伍德灯检查】对无色素痣有较高的鉴别诊断价值。在伍德灯下，无色素痣白斑呈浅蓝白色，与白癜风白斑所形成的亮蓝白色斑明显不同，易于鉴别。

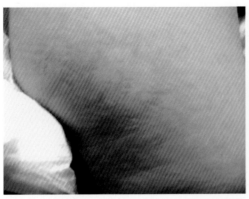
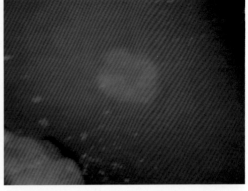

图 3-12 无色素痣。患儿出生后不久被发现右侧臀部境界不清的白斑，父母担心其患白癜风而急切就诊；伍德灯检查见患儿右侧臀部局部显现蓝白色荧光，与周围正常皮肤境界清楚，但远不及白癜风的亮蓝白色荧光那么明亮、清晰。伍德灯检查照片的左下角为患儿所用的一次性尿片，周围散在的无纺布纤维也呈现白色荧光，检查时需加以区别

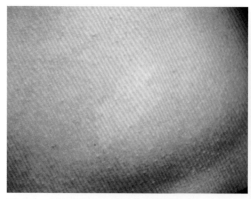

图 3-13 无色素痣。此为图 3-12 患儿父亲的皮损，其右侧腰背部自出生时即有一片境界不清的白斑；伍德灯下可见境界清晰的蓝白色荧光斑片，与白癜风的亮蓝白色荧光相比，荧光强度明显不足

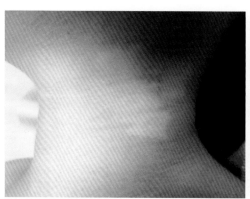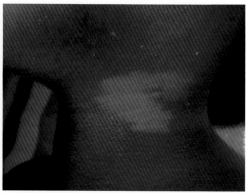

图 3-14 无色素痣。患儿颈部在出生时就被发现有不规则的色素减退斑；伍德灯检查见蓝白色荧光斑片，与白癜风的亮蓝白色荧光相比，荧光强度较弱

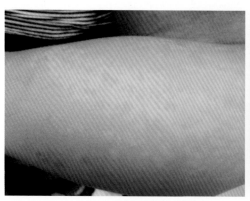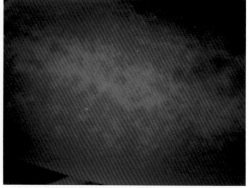

图 3-15 无色素痣。患儿出生后不久出现右侧下肢单侧分布的不规则色素减退斑；伍德灯检查见蓝白色荧光斑片，与白癜风的亮蓝白色荧光相比，荧光强度明显不足，境界不如白癜风荧光白斑清晰、锐利

【经验分享】临床工作中我们常常遇到一些无色素痣患者因担心患白癜风而就诊，由于白斑损害不甚清楚，一时难以确诊，多让患者随访。还有一部分患者为了明确无色素痣诊断而就诊，由于缺乏令人信服的检查设备，患者心中也多存疑虑。伍德灯检查对无色素痣的明确诊断具有一定的价值，尤其在与白癜风进行鉴别时，不仅有助于医师对诊断做出直观解释，其结果也更能被患者及家属所接受。

4. 特发性点状白斑（图 3-16）

【临床特点】多见于 45 岁以上的中老年人群（发生于老年人也称为老年性白斑）。表现为躯干、四肢部位散在分布的豆粒大小、境界清楚的白斑，数目多少不等，白斑处皮肤可稍凹陷，边缘无色素增多现象，常伴有脂溢性角化病（发生于老年人也称为老年疣）和樱桃样血管瘤（发生于老年人也称为老年性血管瘤）等皮肤衰老过程中的退行性改变。

【组织病理】表皮变薄，表皮中黑素细胞数量和黑素颗粒明显减少或消失。

【伍德灯检查】白斑呈大小均一的圆形亮蓝白色斑点，虽然颜色与白癜风亮蓝白色荧光一致，但临床皮损各具特征性，易于鉴别。

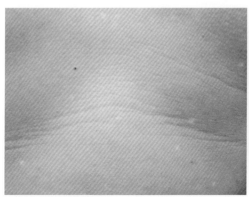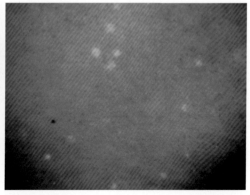

图 3-16 特发性点状白斑。中老年患者的躯干散在分布多数米粒大小的白斑；伍德灯下可见境界清晰的亮蓝白色斑点。

5. 进行性斑状色素减少症（图 3-17）

【临床特点】好发于青年人的躯干部位，以腰背部及腹部多见，表现为圆形或椭圆形的色素减退斑，表面无鳞屑，边界模糊不清，周边无色素沉着带。

【实验室检查】真菌镜检和培养均呈阴性。

【伍德灯检查】皮损表现为柔和的浅蓝色斑片，境界清楚。

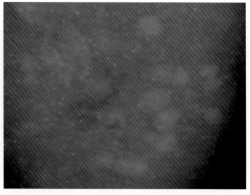

图 3-17　特发性色素减退斑。中年男性的腰背部散在分布花生至蚕豆大小的浅色斑，境界模糊；伍德灯下的
　　　　　皮损发出柔和的浅蓝色荧光，境界清楚

6. 获得性色素减退症（图 3-18 ～图 3-24）

本组疾病不是由于原发性黑素细胞结构或功能缺陷所致的色素减退，而是后天获得性色素减退性疾病，需从病史方面与白癜风加以区别。临床上较常见，其发生机制可能与下列因素有关：①缺乏黑素细胞；②黑素细胞运转异常；③化学物质抑制了黑素的生物合成；④对抗紫外线作用的防护机制障碍等。

临床分类大致有以下几种：①炎症后色素减少：见于多种炎症性皮肤病，其原因可能是损害导致内黑素细胞消失或黑素细胞中成熟黑素体进入角质形成细胞数量减少，如烧伤或溃疡愈后的瘢痕、硬化萎缩性苔藓的色素减退斑、银屑病皮损消退后白斑、日晒性白斑形成、神经性皮炎后色素减退等；②感染后色素减退斑：如花斑糠疹后色素减退；③化学物质引起的色素减退；④药物引起的色素减退。

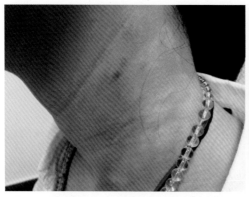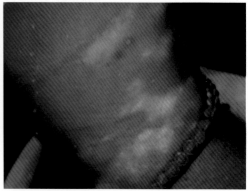

图 3-18　日晒性白斑。女性患者日晒 1 周后（驾车西藏旅游）左颈部出现浅色斑；伍德灯下的皮损呈蓝白色
　　　　　或灰白色斑，境界模糊，与白癜风的荧光强度及清晰境界有明显不同

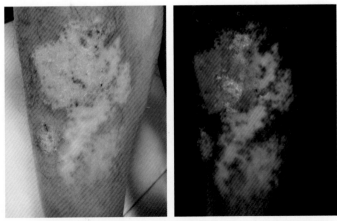

图 3-19　神经性皮炎。患者胫前神经性皮炎数年，反复外用刺激性剥脱剂致局部皮肤破溃，虽皮肤愈合后肥
　　　　厚性斑块消退，但逐渐出现局部白斑。伍德灯检查见右侧肥厚苔藓化斑块呈蓝灰色斑，间有沙粒状
　　　　淡蓝白色斑点；色素脱失处呈现不规则、境界清晰的蓝白色斑

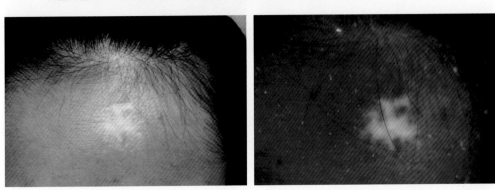

图 3-20　血管瘤冷冻治疗后局部白斑。患者 2 岁时因左前额血管瘤接受冷冻治疗，致局部留下色素脱失斑；
　　　　伍德灯检查见境界清晰、明亮的蓝白色斑

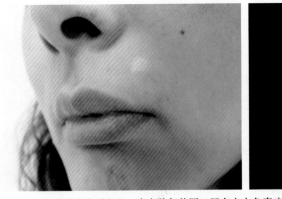
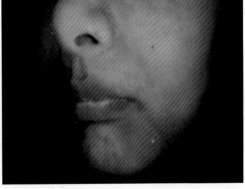

图 3-21　色素痣去除后白斑。患者数年前因口唇左上方色素痣经街头游医"点痣"后留下局部白斑；伍德灯
　　　　下见境界清晰的蓝白色斑

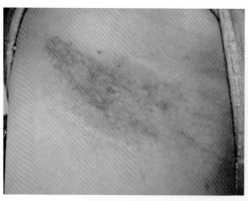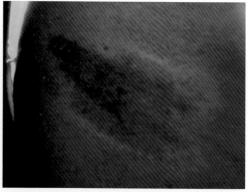

图 3-22　硬化萎缩性苔藓。患者右侧腰腹部见淡褐色硬化萎缩性斑片，边缘绕以色素减退斑；伍德灯检查见硬化萎缩性斑处呈蓝黑色斑，周围有蓝白色荧光

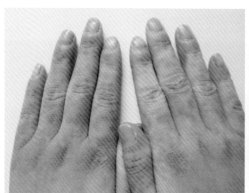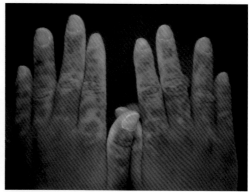

图 3-23　冻疮后色素减退症。患者双手指、手背每逢冬季发生冻疮，气候转暖后自愈，留有色素沉着和色素减退斑；伍德灯下见指端有蓝白色斑

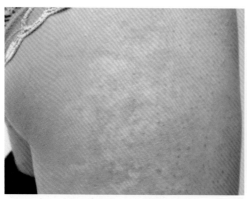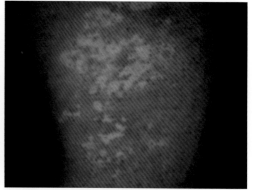

图 3-24　股臀部皮肤血管炎。该病是一种多发于女性股臀部的特殊类型的冻疮，愈后留下色素减退性白斑；伍德灯下见股臀局部有境界清楚的蓝白色斑

（二）色素增加的皮肤病

1. 雀斑（图 3-25 ～图 3-27）

【临床特点】雀斑常首先见于 5 岁左右的儿童，女性多见。皮损为芝麻大小的浅褐色至棕褐色色素沉着斑点，境界清楚，边缘常不规则，大小不一，数目不等，常呈对称分布，仅发生在暴露于日光的部位，特别是面颈部、手背及前臂，具有遗传倾向。日光照射可以诱发和加剧，皮损多夏重冬轻。

【组织病理】表皮角质形成细胞中黑色素增多，但黑素细胞数量正常。有时在乳头真皮中可见噬黑素细胞，附属器上皮中无黑色素增加。

【伍德灯检查】伍德灯下显示雀斑处色泽加深，呈现散在分布的黑色斑点，与

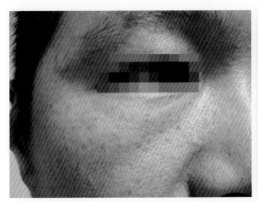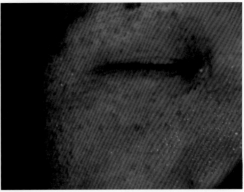

图 3-25　雀斑。在自然光下患者的眼周面部可见少许淡褐色斑点，损害不明显，不易被察觉；伍德灯下可见多数明显的黑色斑点，与周围皮肤有明显差异

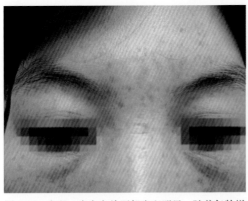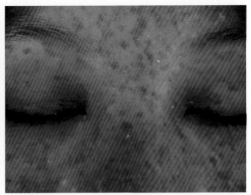

图 3-26　雀斑。患者自幼面部雀斑明显，随着年龄增大雀斑数量减少，冬季损害色泽变浅；伍德灯下额面部显现多数米粒大小的深褐色斑点，境界清楚，与周围皮肤有明显差异

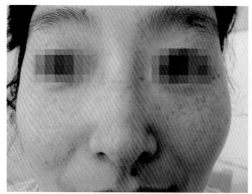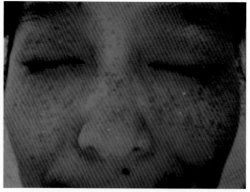

图 3-27　雀斑。患者自幼面部广泛雀斑，浅褐色斑点明显，随着年龄增大雀斑颜色变浅；伍德灯下清晰可见
　　　　米粒大小的深褐色斑点

周围正常皮肤有明显差异，境界清楚。伍德灯对雀斑具有诊断价值，可以较自然光
下看得更清晰，还可以发现自然光下不易被察觉的雀斑皮损或冬季减轻的雀斑
皮损。

2. 咖啡斑（图 3-28）

【临床特点】出生时或出生后不久即存在的界限清楚的色素沉着斑，呈淡棕色
至深棕色不等，但同一个皮损的颜色相同，不受日光照晒影响。多见于面部和躯干，
呈散在分布，大小不等，表面光滑，可独立发病，也可与神经纤维瘤病合并发生。

【组织病理】表皮黑素细胞数目增多，角质形成细胞和黑素细胞内可见散在的
异常增大的黑素颗粒。

【伍德灯检查】咖啡斑处呈现境界清楚的黑褐色斑片，与周围正常皮肤反差明显。

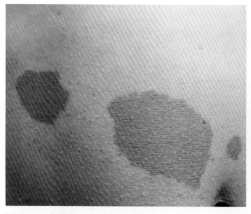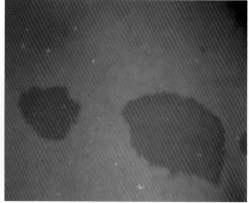

图 3-28　咖啡斑。患儿躯干部散在褐色斑片，边界清楚；由于咖啡斑的黑素细胞和黑素颗粒主要位于表皮内，
　　　　因此在伍德灯下可清晰显现黑褐色的斑片，与周围正常皮肤反差明显

3. 太田痣（眼上颚部褐青色痣）（图 3-29 ～ 图 3-32）

1939 年太田首先描述一种波及巩膜及同侧面部三叉神经分布区域的灰蓝色斑状损害，也称为眼上腭部褐青色痣。色斑按周围神经分布，提示黑素细胞可能来自局部神经组织。

【临床特点】主要表现为颜面一侧的上下眼睑、颧部及颞部皮肤损害，偶可发生于双侧（约占 5%），约有 2/3 的患者同侧巩膜蓝染。颜色可为褐色、青灰色，或蓝、黑色，一般为褐色色素沉着，呈斑状、网状或地图状。蓝色色素沉着者分布较为弥漫。可有以下分型：①轻型：轻眼眶型，呈淡褐色，限于上、下眼睑；轻颧骨型，呈淡褐色，限于颧骨部。②中型：呈深青灰色到紫褐色，分布于眼睑、颧骨及鼻根部。③重型：呈深蓝色到褐色，分布于三叉神经支配区。④双侧型。

【组织病理】和蒙古斑相似，黑素细胞散在于真皮胶原纤维之间，但细胞分布

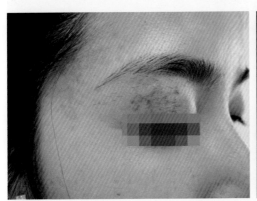
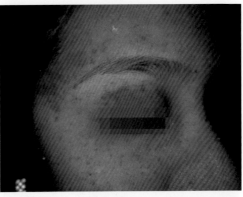

图 3-29 轻眼眶型太田痣。女性患者，右侧上眼睑满布成群蓝黑色斑点，颞部似雀斑样淡褐色斑点；伍德灯下见右上眼睑处境界清晰的深蓝褐色斑点，颞部也有明显的蓝黑色斑点

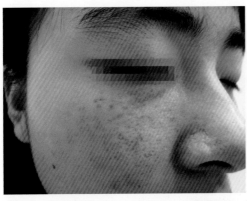
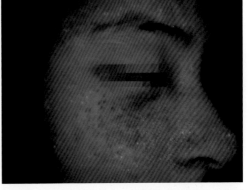

图 3-30 轻颧骨型太田痣。女性患者，右侧下眼睑、颧骨处散在分布淡褐色斑点；伍德灯下见境界清晰的深蓝黑色斑点

较蒙古斑浅表。真皮可见细长的、长轴与皮肤表面平行的树突状或纺锤状细胞，胞质充满黑素颗粒，这些细胞稀疏散布于真皮中、上部胶原纤维束之间。

【伍德灯检查】皮损呈现深蓝褐色斑片或斑点，与周围正常皮肤反差明显。

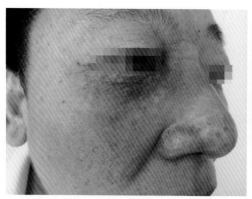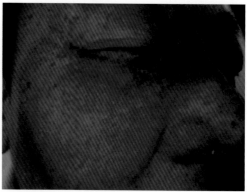

图 3-31 中、重型太田痣。男性患者，右侧眼睑下至颧骨及鼻根部见青灰色或蓝黑色斑片；伍德灯下见上述部位蓝黑色斑，与周围正常皮肤有色差

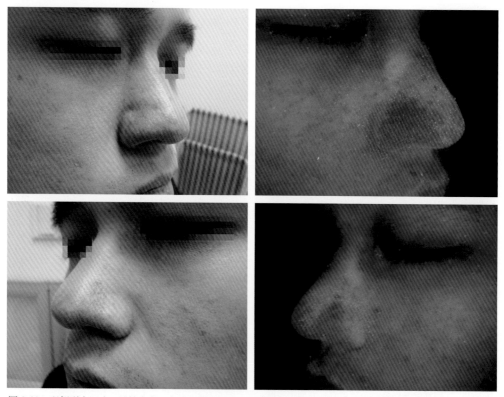

图 3-32 双侧型太田痣。男性患者，自幼双侧鼻翼部存在浅黑色斑片；伍德灯下见鼻翼处深蓝黑斑片，境界较清

4. 颧部褐青色痣（图 3-33、3-34）

【临床特点】本病比太田痣多见，绝大多数见于女性，发病时间较晚，年龄多在 25 ～ 45 岁，故又称为获得性太田痣。临床表现与多数太田痣不同，类似于轻颧骨型太田痣，皮损主要为颧部散在分布直径 1 ～ 3 mm，灰褐、灰蓝或深褐色，圆形、椭圆形斑点，两侧对称，不累及眼及上腭。

【组织病理】表皮正常，主要变化是在真皮上部的胶原纤维间散在细小的梭形黑素细胞，长轴与胶原纤维平行。电子显微镜下示真皮黑素细胞内含有许多大小不一的各期黑素体。

【伍德灯检查】颧部褐青色痣呈蓝黑色斑点，与周围正常皮肤反差明显。

5. 黄褐斑（图 3-35）

【临床特点】颜面部位淡褐色或淡黑色斑片，形状不规则，对称分布于前额、面颊、鼻及上唇等部位。

【组织病理】表皮中色素过度沉着，真皮中载黑素细胞有较多色素。

【伍德灯检查】可见蓝黑色斑片，与周围正常皮肤色差明显，境界清楚。Sanchez 等报道应用伍德灯可对黄褐斑进行分型。与自然光下表现相比，表皮型黄褐斑在伍

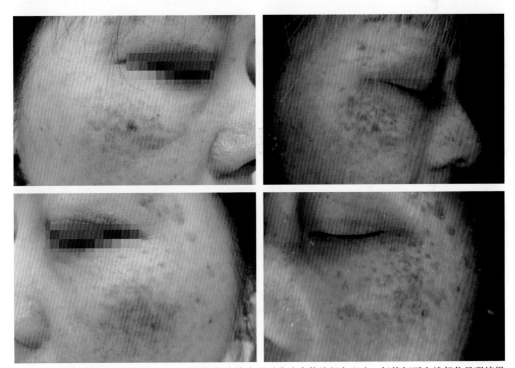

图 3-33 颧部褐青色痣。女性患者，两侧颧部皮肤出现对称分布的淡褐色斑点；伍德灯下上述部位呈现境界清晰的蓝黑色斑点

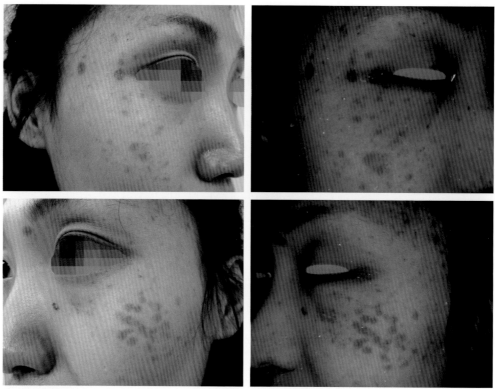

图 3-34　颧部散在褐青色痣。女性患者，两侧颧部散在淡褐色斑点；伍德灯下上述部位呈现境界清晰的深蓝黑色斑点，双侧上眼睑处条状月牙儿形亮白色物为患者外贴的"双眼皮贴"

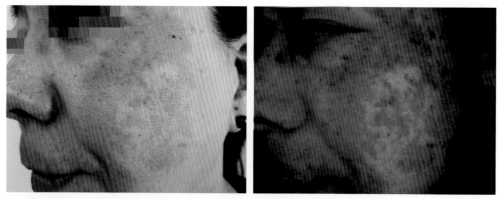

图 3-35　黄褐斑。患者面部淡褐色斑片；在伍德灯下色斑呈现境界清楚的蓝黑色斑片，与褐青色痣所形成的深蓝黑色斑点不同，黄褐斑呈斑片状，色泽较浅

德灯检查时显示的颜色加深；相反地，真皮型黄褐斑在自然光下表现为淡蓝色斑，而在伍德灯检查时显示的颜色并不加深。作者根据伍德灯检查时的表现把黄褐斑分为4型：表皮型、真皮型、混合型和伍德灯不显型。混合型表现为部分皮损颜色加深，而其余部分皮损颜色则无加深。较黑肤色患者黄褐斑的皮损在自然光下比在紫外线下显示更加明显，因此称为伍德灯不显型，它的病理表现与真皮型黄褐斑一致。对于黄褐斑，包括以表皮型为主的患者，对漂白剂和其他局部治疗均有较好反应，因此，伍德灯可作为一种观察治疗疗效和预后的有效方法。

6. 色素性口周红斑（图 3-36）

【临床特点】主要见于中青年女性口周围区域，最初的损害为红斑，反复发作数月至数年后逐渐呈现色素沉着斑。

【组织病理】真皮乳头层炎症细胞浸润，毛细血管扩张，可见噬黑素细胞增加和较多黑素体。

【伍德灯检查】在伍德灯下皮损的色差不明显，境界欠清。

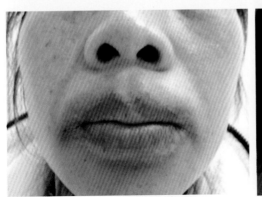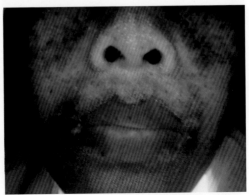

图 3-36 色素性口周红斑。中年女性患者，口周色素沉着，有口周炎症病史；伍德灯下显示的色差不明显，境界欠清

7. 文身（图 3-37～图 3-39）

【临床特点】文身是用外来不溶性色素机械性地刺入真皮而产生的一种永久性皮肤色素斑。通常先将各种图案事先画于人体皮肤表面，然后人工地用一些不溶性颜料，如墨汁、蓝靛或朱红等刺入皮肤，使其形成永久性的色素图案。

【组织病理】真皮中见颜料颗粒弥漫分布于巨噬细胞内或游离于细胞外。

【伍德灯检查】伍德灯下可清晰地显示文身的图案。即使激光治疗后图案明显消退，在伍德灯下也清晰可见。

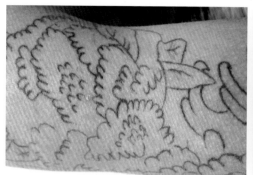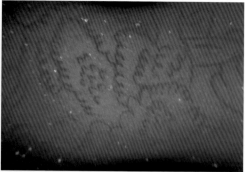

图 3-37　上肢单色文身。患者上肢有蓝黑色图案；伍德灯下文身的图案清晰可见

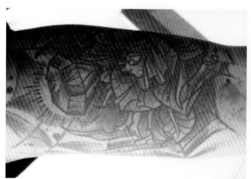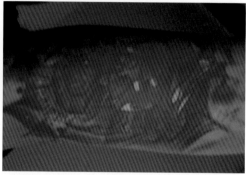

图 3-38　上肢彩色文身。患者上肢有不同色彩构成的彩色图案；伍德灯下可见清晰的文身图案，并有鲜亮的红色荧光

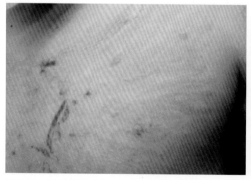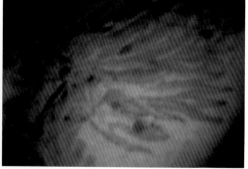

图 3-39　激光治疗后文身。患者右前胸的彩色文身图案，经染料激光治疗后蓝黑色图案明显消退，红色图案残留；消退的文身图案在伍德灯下仍清晰可见

8. 蒙古斑（图 3-40）

　　蒙古斑常见于东方人或黑种人，蒙古族婴儿中的发生率可达 90% 以上，罕见于其他种族。它是由于胚胎时黑素细胞从神经嵴向表皮移行期间停留在真皮深部而

引起，故又称为真皮黑变病。因黑素颗粒位于较深部位，由于光线的 Tyndall 效应，透过皮肤肉眼观察，蒙古斑呈现特殊的灰青色或蓝色。

【临床特点】一般于胎儿时期即有，主要局限于腰骶部及臀部，为圆形或不规则形灰青色或蓝色斑片，边缘不十分明显。出生后一段时期色泽会加深，以后色泽渐转淡，常于 5 ~ 7 岁自行消退，不留痕迹。

【伍德灯检查】伍德灯下色斑不明显。

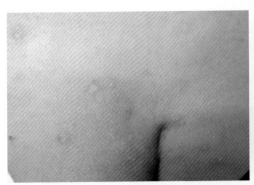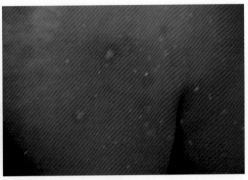

图 3-40　蒙古斑。患儿腰骶部及臀部灰青色和蓝黑色斑片；由于蒙古斑的黑素颗粒位于较深部位，伍德灯下色斑显示不明显

9. 特发性多发性斑状色素沉着症（图 3-41）

【临床特点】多见于 10 ~ 30 岁青年男女的躯干部及四肢近端，基本损害为多发性色素沉着斑，指甲至钱币大小，呈圆形或卵圆形，灰色或灰棕色，边界不清。

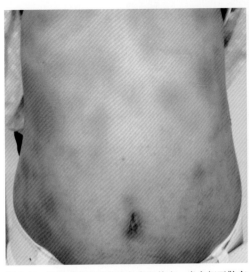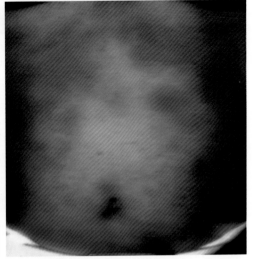

图 3-41　特发性多发性斑状色素沉着症。患者躯干散在分布圆形灰棕色斑片；伍德灯下见蓝黑色斑片，边缘变淡

【组织病理】表皮下层黑素轻度增加，真皮乳头层及乳头下层噬黑素细胞增加，炎症细胞浸润不明显。

【伍德灯检查】伍德灯下显示为蓝黑色斑片，边缘较淡。

二、感染性皮肤病

部分细菌、真菌的代谢产物在伍德灯下有自发性荧光，不同病原体可以表现出不同颜色的荧光，有一定的特异性（图 3-42）。

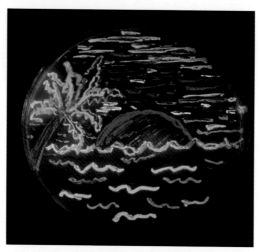

图 3-42　各种产生荧光的真菌和细菌在培养皿中呈现不同颜色，构成漂亮的彩色图案
（引自 songshuhui.net/archives/2575.html）

（一）真菌感染性皮肤病

伍德灯检查对花斑糠疹和头癣具有诊断价值，不同的皮肤癣菌具有不同的荧光特征，犬小孢子菌呈蓝绿色、铁锈小孢子菌呈蓝绿色、石膏样小孢子菌呈暗黄色、许兰毛癣菌呈淡蓝色、白念珠菌呈黄绿色、球孢子菌呈黄绿色、新生隐球菌呈红色、曲霉呈绿色、副球孢子菌呈黄色、奴卡菌无荧光。约 84% 的花斑糠疹患者在伍德灯检查时有明显的荧光表现，而临床常见的手足癣和体股癣的荧光阳性率只有 8.3%（也不排除其他细菌感染），说明伍德灯对手足癣及体股癣的诊断没有临床意义。这是由于无终毛的皮肤、甲板和掌跖部位癣菌感染的皮肤缺乏荧光，而头癣患者折断

或拔下的毛发具有特异性荧光，具有一定的诊断价值。同时，伍德灯检查还用于头皮干性脂溢性皮炎、银屑病和白癣的鉴别诊断。

1. 花斑糠疹（图 3-43 ~ 图 3-45）

【临床特点】花斑糠疹由一种嗜脂性酵母糠秕马拉色菌引起，好发于颈、前胸、肩背及腋窝等处，典型损害为淡褐色或深褐色的斑疹，表面覆以细小的糠状鳞屑，一般无自觉症状，偶有轻痒。夏季湿热、多汗环境多见，故俗称"汗斑"。

【组织病理】角质层呈网篮状，可见短、粗菌丝及圆形孢子，真皮浅层血管周围有稀疏的炎症细胞浸润；过碘酸希夫染色（PAS）及六甲基四胺银染色后镜检可清楚地显示菌丝和孢子。

【伍德灯检查】可观察到亮黄绿色的荧光，具有很高的诊断意义。尤其对一些临床皮损不典型，如肤色较浅、鳞屑不多的淡褐色斑疹，以及部分由于真菌取材不到位而使真菌镜检阴性者具有很大的临床支持和实验室检查互补作用。

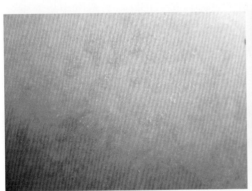
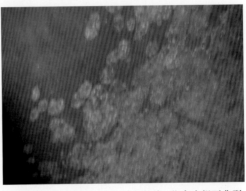

图 3-43　花斑糠疹。躯干部位散在分布多数淡褐色斑片，表面覆有细小鳞屑，由于肤色较浅，临床皮损不典型；伍德灯下可见多发性亮黄绿色荧光斑片，部分区域融合成片

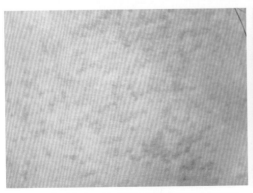
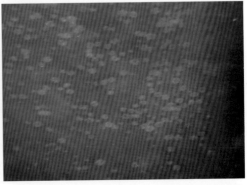

图 3-44　花斑糠疹。躯干部位散在分布淡褐色斑疹，上有细碎鳞屑；伍德灯下清晰可见大量圆形或卵圆形亮黄绿色斑片，界限十分清晰

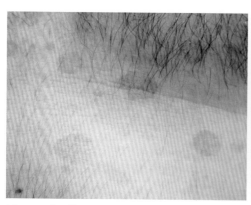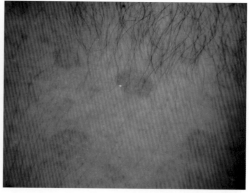

图 3-45　花斑糠疹。患者为白种人，躯干散在分布多数淡红色斑片，表面有少许细碎鳞屑；伍德灯下见皮损呈现黄绿色荧光

2. 头癣（图 3-46 ～图 3-48）

对头癣进行检查是伍德灯在皮肤科领域的首次应用，皮肤科教科书中也着重强调了这一发现，一些皮肤科的相关考试也以此命题。头癣主要由许兰毛癣菌、铁锈色小孢子菌、犬小孢子菌、紫色毛癣菌和断发毛癣菌感染头皮、毛发所致。

【临床表现】真菌感染毛发以菌种分为发外型、发内型和黄癣型；以临床表现分为黄癣、白癣和黑癣。

【实验室检查】真菌直接镜检和培养呈阳性。

【伍德灯检查】许兰毛癣菌引起的黄癣呈暗绿色荧光；小孢子菌引起的白癣呈鲜绿色荧光；断发毛癣菌和疣状毛癣菌引起的黑癣不产生荧光。有荧光的头发多可通过真菌镜检和培养找到真菌。如果伍德灯下的头发没有荧光也不能排除头癣。

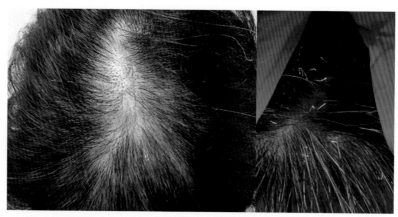

图 3-46　头癣。头皮上见弥漫脱发区和淡红色鳞屑斑；伍德灯检查毛发显示绿色荧光（引自正文后参考文献）

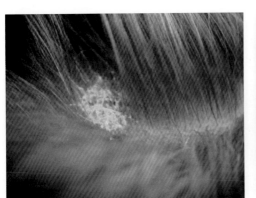
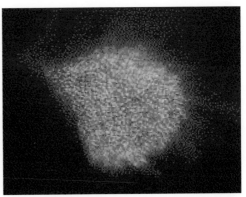

图 3-47 伍德灯检查白癣显示明亮的绿色荧光
（引自 www.911618.com/jishuwenzhang/2174/）

图 3-48 伍德灯检查皮肤受癣菌感染的毛发，可以看到典型的苹果绿色荧光。犬小孢子菌具有这种荧光，而且发现只有 1/2 毛发感染犬小孢子菌者具有这种荧光（引自正文后参考文献）

3. 体癣（图 3-49、3-50）

【临床特点】体癣的致病真菌种类很多，可发生于身体任何部位，初期表现为皮肤红色丘疹、水疱、鳞屑，离心性扩大呈环形，中央可平坦脱屑或伴色素沉着，边缘高起呈圈状，有活动性红斑、丘疹、水疱和鳞屑，界限清楚。

【组织病理】表皮角质层可找到真菌，真皮浅层血管周围有炎症细胞浸润。PAS 染色后可在角质层内找到菌丝及孢子。

【伍德灯检查】不同的菌种可产生不同的荧光，多数体癣患者的皮损无荧光。

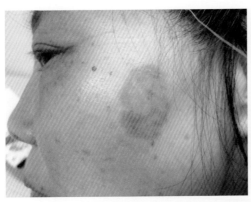
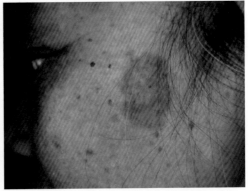

图 3-49 体癣。患者左侧面颊环形分布红斑、丘疹、鳞屑，界限清楚；伍德灯下皮损呈界限清晰的蓝黑色斑，无荧光（真菌培养为红色毛癣菌）

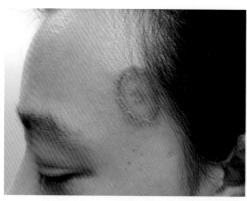
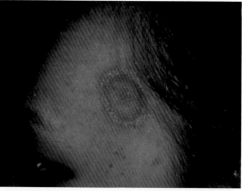

图 3-50　体癣。患者左颞部环形皮损，沿环形边缘分布红斑、丘疹及鳞屑，界限清楚；伍德灯下的皮损界限清晰，边缘有蓝绿色荧光（真菌培养为犬小孢子菌）

4. 股癣（图 3-51 ～ 图 3-53）

【临床特点】发生于腹股沟、会阴、肛周和臀部的皮肤癣菌感染，致病菌多为红色毛癣菌、絮状表皮癣菌等。皮损为离心性扩大的红斑、丘疹、丘疱疹、鳞屑，常呈环状分布，边缘清楚。

【组织病理】PAS 染色后可在角质层内找到菌丝及孢子。

【伍德灯检查】不同的菌种可产生不同的结果，绝大多数的皮损在伍德灯下仅见境界清楚的环状蓝黑色斑片，无荧光产生；极少数有红色荧光。

5. 手足癣（图 3-54 ～ 图 3-57）

【临床特点】手足癣是最常见的浅部真菌病。足癣多累及双侧，手癣多累及单侧。根据临床特点的不同，手足癣可分为水疱鳞屑型、角化过度型和浸渍糜烂型。水疱

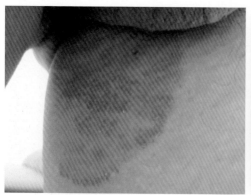
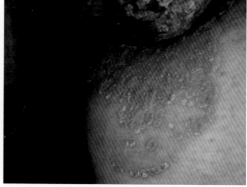

图 3-51　股癣。患者股内侧环状分布红色斑片，上覆鳞屑，边缘清楚；伍德灯下皮损呈红色荧光斑片，境界清晰

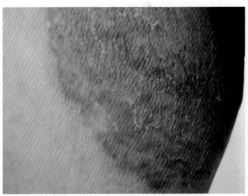
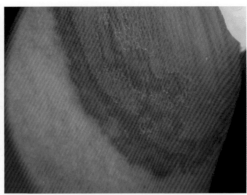

图 3-52　股癣。患者股内侧环状分布红斑、丘疹，有脱屑，边缘清楚；伍德灯下皮损呈蓝黑色斑片，无荧光

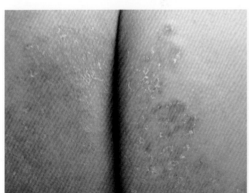
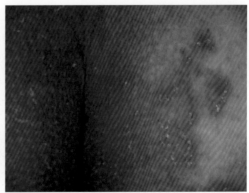

图 3-53　股癣。患者臀部环状分布红斑、丘疹，覆鳞屑；伍德灯下皮损呈境界清楚的蓝黑色斑片，无荧光

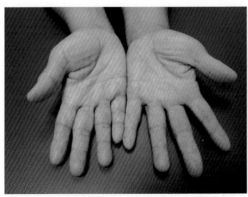
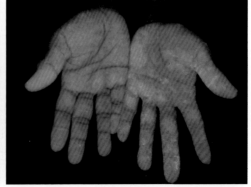

图 3-54　水疱鳞屑型手癣。患者左手掌有红斑、水疱、脱屑；伍德灯下左手掌清晰可见蓝白色荧光条纹，与右手掌对比明显

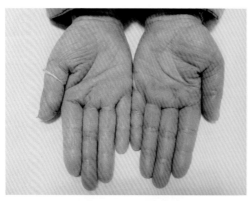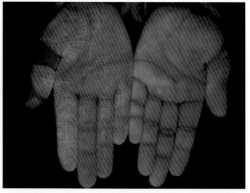

图 3-55　角化过度型手癣。患者右手掌皮肤角化过度、脱屑皲裂、粗糙无汗，无明显自觉症状；伍德灯下清晰地显示右手掌蓝白色荧光条纹，皮肤纹理加深，皮损边缘清晰。与自然光下肉眼所见的皮损表现形成鲜明对比，伍德灯检查的优势可见一斑

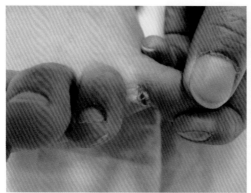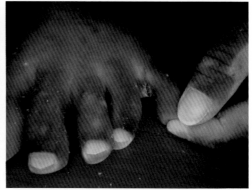

图 3-56　轻度浸渍糜烂型足癣。患者足趾间浸渍发白、糜烂脱屑；伍德灯下的皮损呈蓝白色斑

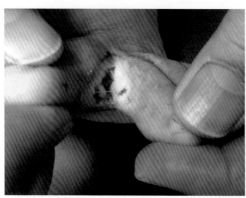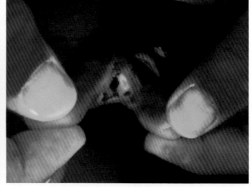

图 3-57　重度浸渍糜烂型足癣。患者足趾间广泛浸渍发白、糜烂脱屑；伍德灯下皮损呈蓝白色斑和红色荧光

鳞屑型以散在或群集深在性水疱、脱屑为主，瘙痒明显；角化过度型以角质增厚、干燥脱屑、皲裂、纹理加深为主，一般无瘙痒；浸渍糜烂型好发于指（趾）缝，表现为皮肤浸渍发白、表皮剥脱及潮红糜烂面，有不同程度的瘙痒。

【实验室检查】可查到真菌菌丝。

【组织病理】PAS 染色后偶可在角质层内找到真菌菌丝。

【伍德灯检查】水疱鳞屑型皮损呈暗蓝色斑片；角化过度型皮损的纹理明显，边缘清晰；浸渍糜烂型皮损呈蓝白色斑。

6. 甲真菌病（图 3-58 ～图 3-60）

【临床特点】甲真菌病为各种真菌引起的甲板或甲下组织感染，约 50% 的手足癣患者伴有甲真菌病，患病率随着年龄的增长而升高。根据真菌侵犯指甲的部位和程度不同，主要分为白色表浅型、远端侧位甲下型、近端甲下型和全甲毁损型。白色表浅型表现为甲板浅层有点状或不规则片状白色浑浊，甲板表面失去光泽或凹凸不平；远端侧位甲下型是真菌从一侧甲沟侵犯甲的远端前缘及侧缘，使之增厚，呈灰黄色，浑浊，甲板表面凹凸不平或破损；近端甲下型表现为甲半月和甲根部粗糙肥厚、凹凸不平或破损；全甲毁损型则整个甲板被破坏，呈灰黄色、灰褐色，甲板部分或全部脱落，甲床表面残留粗糙角化堆积物。本病病程缓慢，一般无自觉症状。

【组织病理】对于甲下型甲癣，取病甲做 PAS 染色，可在甲板层中找到菌丝及孢子，一般局限于甲板的最下部，甲板下组织可无炎症或轻微炎症反应。念珠菌性甲真菌病可伴有慢性炎性反应。病理切片检查时可见到菌丝。

【伍德灯检查】甲真菌病的甲损害在伍德灯下呈现亮蓝白色荧光，与正常甲板有明显差异。

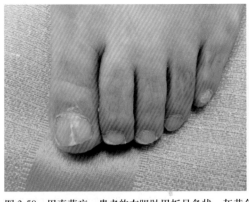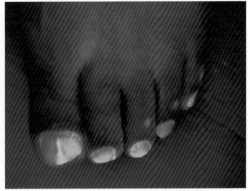

图 3-58　甲真菌病。患者的左踇趾甲板呈条状，灰黄色浑浊；伍德灯下病甲呈现亮蓝白色荧光，境界清晰

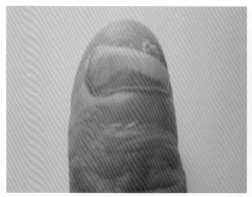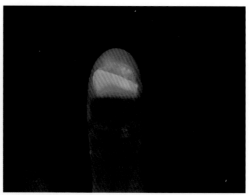

图 3-59　甲真菌病。拇指甲板呈白色，浑浊、松脆、分离；伍德灯下的病甲呈现亮蓝白色荧光，境界清晰

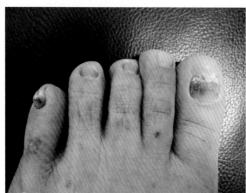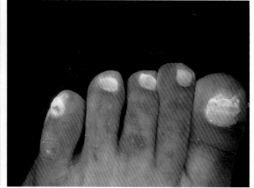

图 3-60　甲真菌病。患者的足趾甲板浑浊肥厚，呈灰褐色，远端脱落；伍德灯下的病甲呈现亮蓝白色荧光，境界较清

7. 马拉色菌性毛囊炎（图 3-61）

【临床特点】病原菌为马拉色菌，多累及中青年，好发于前胸与肩背部。典型的皮损为半球形炎性毛囊丘疹或小脓疱，直径 2 ～ 4 mm，形态和大小较一致，密集或散在分布。

【组织病理】表皮轻度角化增厚，毛囊上部及周围有单核细胞聚集，真皮血管周围有淋巴细胞和组织细胞等浸润。PAS 染色后可见大量聚集成堆的圆形或卵圆形芽生孢子。

【伍德灯检查】见形态大小较为一致的蓝黑色斑，部分毛囊损害的中心有蓝白色点状荧光，有助于与其他类型的毛囊炎鉴别。由于该病好发于皮脂腺分泌旺盛的部位，损害周围多数有针帽大小的砖红色荧光。

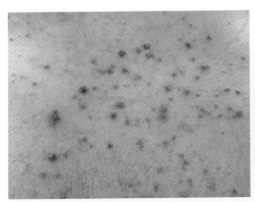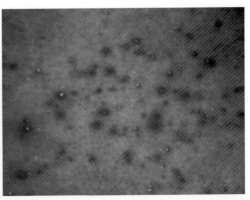

图 3-61　马拉色菌性毛囊炎。患者的前胸群集分布炎性毛囊性丘疹、脓疱；伍德灯下见形态大小一致的蓝黑色斑，部分损害的中心有蓝白色荧光，损害周围散在多数针帽大小的砖红色荧光

8. 皮肤念珠菌病（图 3-62）

【临床特点】本病是由念珠菌属的一些致病菌种引起的皮肤感染性疾病，主要有念珠菌性间擦疹、慢性皮肤黏膜念珠菌病、念珠菌性甲沟炎及甲真菌病、念珠菌性肉芽肿 4 种类型。以念珠菌性间擦疹最多见，好发于长期浸水或接触洗涤用品者的指间、肥胖多汗者和糖尿病患者的腹股沟、会阴、腋窝等皱褶部位，皮损表现为局部潮红、浸渍、糜烂，界限清楚，边缘附着鳞屑。

【组织病理】角质层内有少量菌丝及卵圆形孢子，可见角质层下脓疱或角质层内中性粒细胞聚集；真皮内有较致密的炎症细胞浸润。PAS 染色后可在角质层内找到菌丝及孢子。

【伍德灯检查】指间损害的边缘有柔和的蓝白色荧光，中心部位呈明显的蓝黑色斑。

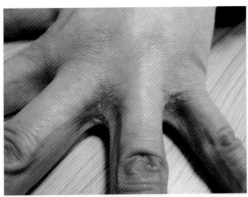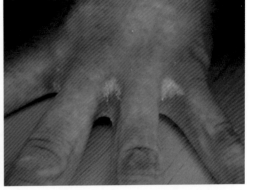

图 3-62　指间念珠菌感染（念珠菌性间擦疹）。指间可见明显的浸渍性红斑；伍德灯下显示指间深蓝色斑，边缘有蓝白色荧光

（二）细菌感染性皮肤病

伍德灯可用于检测皮肤早期的假单胞菌属感染，尤其是在烧伤的创面。假单胞菌属的致病菌可产生铜绿假单胞菌荧光素，在伍德灯下显示绿色荧光。当细菌计数接近 105 cfu/cm² 时可出现荧光，这是引起感染所需的细菌量。因此，出现荧光表明有潜在感染的可能，必须立即治疗。以坏疽性臁疮为例，如用生理盐水注入创面并进行回吸，在暗室内用伍德灯检查，如果发现荧光，则表明有脓毒血症。用该方法证实脓毒血症要早于血培养阳性结果数小时。伍德灯也可用于皮肤其他假单胞菌属感染的检查，包括通过游泳及浴盆等途径感染的毛囊炎和趾间感染。但应注意的是，如果患者近期清洗过病变区，可因荧光素被稀释而使结果为阴性。

1. 红癣（图 3-63、3-64）

红癣的发生部位与体股癣相同，临床上有时与体股癣难以鉴别，特别是真菌直接镜检阴性者也不能排除体股癣。通过伍德灯下红癣所发出的珊瑚红色荧光，较易与体股癣加以鉴别并明确诊断，临床上可早期指导医师选择治疗方案。红癣所发出的珊瑚红色荧光由水溶性卟啉引起，因此如果局部清洗过，就可能不出现荧光。

【临床特点】红癣是由微细棒状杆菌引起的皮肤局限性、浅表性感染，皮损境界清楚，呈红色或红褐色的斑片。新的损害表面光滑，陈旧性损害表面起皱并伴有少许细碎脱屑。好发于成人股内侧、腋窝、女性乳房下、第四趾两侧等间擦部位，一般无自觉症状。

【组织病理】轻度角化亢进，角质层中可见嗜碱性细小杆菌，真皮浅层血管周围有稀疏的炎症细胞浸润。

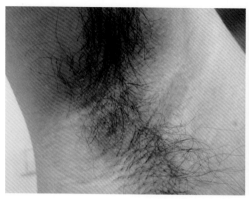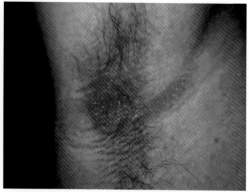

图 3-63　腋下红癣。腋下境界清楚的红色斑片；伍德灯下皮损发出珊瑚红色荧光

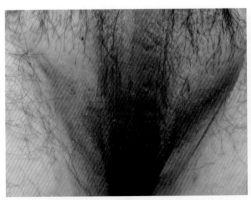
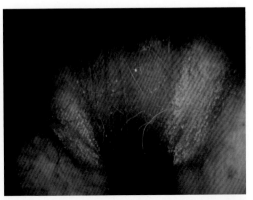

图 3-64　腹股沟红癣。双侧腹股沟区见大片红色斑片，境界不清；伍德灯下皮损发出珊瑚红色荧光，境界清晰

【伍德灯检查】由于红癣的病原体可产生卟啉，在伍德灯下可发出珊瑚红色荧光，据此可指导临床，明确诊断。

2. 腋毛癣（图 3-65）

【临床特点】腋毛癣是由纤细棒状杆菌引起的腋毛和阴毛的浅表感染。发生于气候温热的季节，表现为腋毛或阴毛的毛干上出现黄色、黑色或红色的集结物，以黄色最常见。受累的毛干失去光泽，并变脆易于折断。常伴有局部多汗，一般无自觉症状。

【实验室检查】将集结物压碎加 10% 氢氧化钾溶液以高倍镜检查，可见短而纤细的杆菌。在电镜下见细菌呈鞘状包被毛干，粘着紧密。

【伍德灯检查】被感染的毛发在伍德灯下呈现亮蓝白色荧光，呈鞘状包裹毛干。此对腋毛癣的诊断具有特异性。

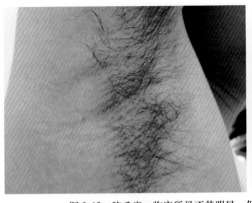
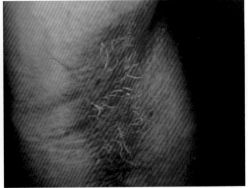

图 3-65　腋毛癣。临床所见不甚明显，但在伍德灯下见亮蓝白色荧光物包裹毛干

3. 皮肤疖肿（图 3-66）

【临床表现】炎症浸润性红色隆起性斑块，中心有脓栓。

【组织病理】整个毛囊及周围组织脓肿，有大量中性粒细胞和坏死组织。

【伍德灯检查】无特征性表现。

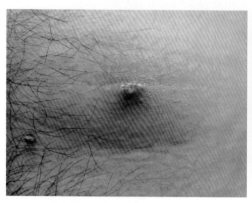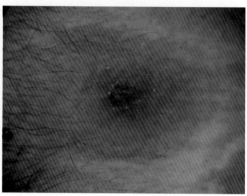

图 3-66　皮肤疖肿。腹部红色肿块，中心炎症明显并有脓疱；伍德灯下见红色肿块呈蓝黑色斑，中心部位呈黑色

4. 窝状角质松解症（图 3-67）

【临床特点】由棒状杆菌引起。其特征是跖部及趾下，尤其是跖前部和跟部的角质层发生多数散在点状或环状表浅剥蚀，直径 2 ～ 4 mm，呈火山口状，也称沟状跖部角质松解症。皮肤多呈正常肤色，常伴多汗、浸渍及恶臭味。

【组织病理】角质层上部局限性缺损，缺损的基底及壁部可见革兰阳性球菌和丝状细菌，真皮有轻度炎症反应。

【伍德灯检查】可见蓝白色蜂窝状斑片，与周围正常皮肤界限明显。

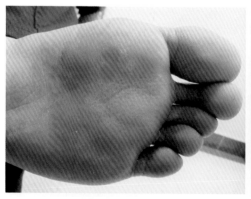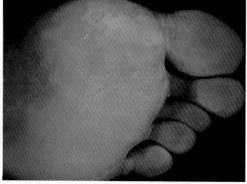

图 3-67　窝状角质松解症。跖前部多发性点状角质层剥蚀；伍德灯下清晰可见蓝白色蜂窝状斑片，与周围正常皮肤界限明显

5. 颜面粟粒性狼疮（图 3-68）

【临床特点】皮肤损害为黄红色或红褐色粟粒大小、半球形、略高出皮面的丘疹或结节，用玻片压之呈果酱样。皮疹除出现在颜面中部外，常在下睑下方呈堤状排列，预后遗留点状的萎缩性瘢痕。皮损组织抗酸染色后镜检不能发现结核杆菌，结核菌素试验呈阴性。

【组织病理】真皮的中上部见上皮样结节，中心可见干酪样坏死，周围有淋巴细胞浸润。

【伍德灯检查】伍德灯下损害呈界限清楚的蓝黑色斑，中心有蓝白色斑点。

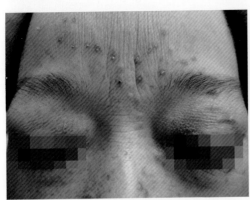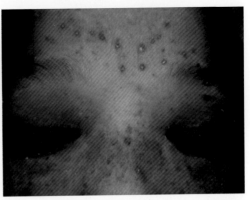

图 3-68　颜面播散性粟粒性狼疮。患者额面部散在红褐色粟粒大小红褐色丘疹；伍德灯下损害呈界限清楚蓝黑色斑，中心有蓝白色斑点

6. 麻风（图 3-69、3-70）

【临床特点】本病是由麻风分枝杆菌感染引起的一种慢性传染病，主要侵犯皮肤和周围神经。临床有结核样型麻风、界线类偏结核样型麻风、中间界限类麻风、界线类偏瘤型麻风和瘤型麻风。麻风的皮损呈多形性，以浸润性结节及斑块为主，多伴有感觉障碍和神经粗大。

【组织病理】结核样型麻风见真皮小血管及神经周围上皮样细胞浸润，抗酸染色常呈阴性；瘤型麻风患者的皮肤见真皮内有泡沫细胞肉芽肿，表皮和真皮间有一无浸润带，抗酸染色后镜检显示泡沫细胞内有大量的麻风杆菌。

【伍德灯检查】麻风浸润性损害在伍德灯下表现为与临床所见损害一致的蓝黑色斑，无明显特异性。

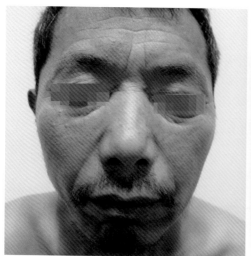
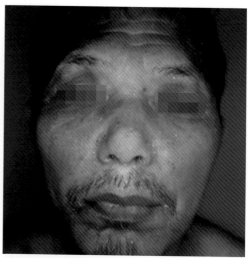

图 3-69　麻风。患者面部浸润性斑，在伍德灯下显示为蓝黑色斑

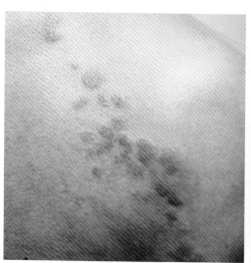
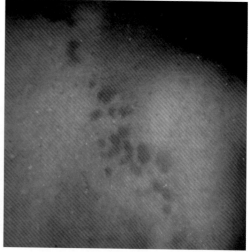

图 3-70　麻风。患者背部浸润性斑，在伍德灯下表现为蓝黑色斑

（三）病毒感染性皮肤病

1. 单纯疱疹（图 3-71）

【临床特点】由单纯疱疹病毒感染引起，在红斑基础上发生的集簇性小水疱，很快破溃形成表浅溃疡、结痂。好发于口唇、鼻孔皮肤黏膜交界处。

【组织病理】病理变化与水痘相似。

【伍德灯检查】皮损局限，红斑水疱处见蓝黑色斑，结痂处呈现蓝白色荧光。

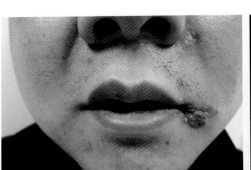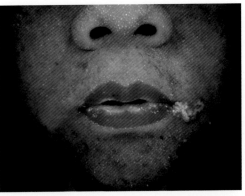

图 3-71　单纯疱疹。左侧口角成簇的红色丘疱疹及结痂。伍德灯检查显示左侧口角红斑水疱处蓝黑色斑，结痂处蓝白色荧光。下唇红处白色荧光为正常唇红组织；口鼻周围有多数针帽大小砖红色荧光，为成年人皮脂分泌旺盛区域所常见的现象

2. 带状疱疹（图 3-72、3-73）

【临床特点】由水痘 - 带状疱疹病毒感染引起的传染病，以单侧、带状沿周围神经分布的簇集性水疱为特征，疱壁紧张，疱液澄清，周围绕以红晕，常伴明显的神经痛。

【组织病理】病理变化与水痘相似。

【伍德灯检查】皮损为呈带状分布的蓝黑色损害，群集水疱处呈柔和、绒样外观。

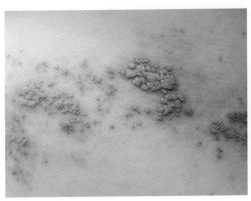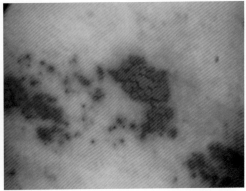

图 3-72　带状疱疹。躯干部带状分布的红色丘疱疹及水疱。伍德灯下皮损为呈带状分布的蓝黑色损害，群集水疱处呈柔和、绒样外观

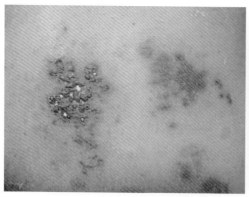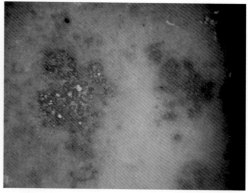

图 3-73　带状疱疹。躯干部群集、带状分布红色丘疱疹、水疱及结痂；伍德灯下皮损呈蓝黑色斑片，表面有外用"炉甘石洗剂"痕迹

3. 水痘（图 3-74）

【临床特点】由水痘－带状疱疹病毒感染引起的传染病，好发于儿童，可见于成人，为红斑基础上绿豆大小的水疱，散在分布。

【组织病理】棘细胞呈气球状变性，表皮内水疱形成；真皮乳头水肿，有不同程度的炎症细胞浸润。

【伍德灯检查】皮损发出暗蓝色的荧光，与周围皮肤的反差不明显，界限欠清。

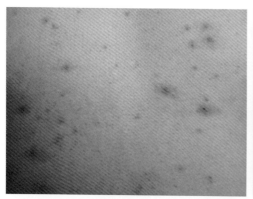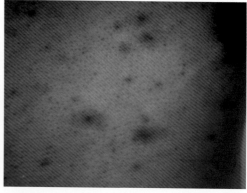

图 3-74　成人水痘。躯干部位散在的红色丘疱疹及水疱；伍德灯下可见清晰的蓝黑色斑，中央色深，边缘逐渐变淡

4. 扁平疣（图 3-75、3-76）

【临床特点】多由人乳头瘤病毒 -3 型感染引起，好发于面部及手背，以年轻人多见。典型的皮损为直径 2 ~ 5 mm 呈肤色或淡褐色的圆形或椭圆形的扁平丘疹。

【组织病理】表皮角化过度，颗粒层及棘层轻度肥厚，不形成乳头瘤样增生；

棘细胞上层及颗粒层内可见多数空泡化细胞；真皮大致正常，在扁平疣消退期，真皮浅层血管周围可有炎症细胞浸润。

【伍德灯检查】皮损处呈蓝黑色斑，与周围正常皮肤的界限清楚。

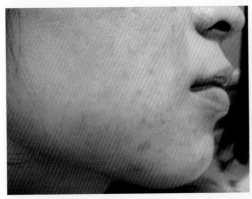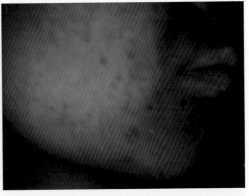

图 3-75　扁平疣。患者面部口角旁散在淡褐色扁平斑丘疹，临床不易察觉；伍德灯下皮损呈蓝黑色斑，与周围正常皮肤界限清楚

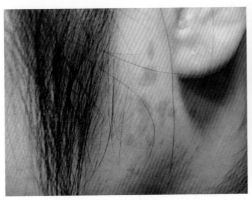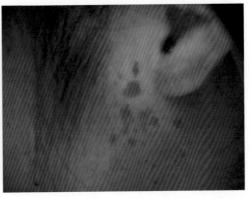

图 3-76　扁平疣。患者耳前散在淡褐色扁平斑丘疹；伍德灯下皮损呈蓝黑色斑，与周围正常皮肤颜色反差明显

5. 传染性软疣（图 3-77）

【临床表现】半球形具有蜡样光泽的丘疹，顶端有脐样凹陷。

【组织病理】增生的表皮呈梨状，成群的棘细胞内为均一红染的嗜酸性小体。

【伍德灯检查】无特殊性荧光。

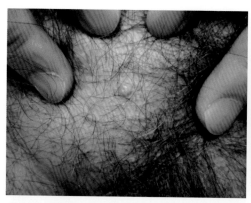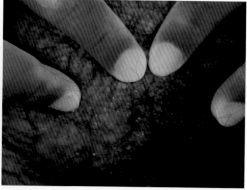

图 3-77　传染性软疣。阴毛部位散在半球状淡红色丘疹；伍德灯下皮损呈蓝黑色，无特殊性，周围点状砖红色荧光为毛囊皮脂腺分泌所致

（四）性传播性疾病

1. 梅毒（图 3-78 ～ 图 3-80）

【临床特点】一期梅毒表现为硬下疳；二期梅毒皮疹的形态多种多样，以全身泛发圆形或椭圆形铜红色斑和掌跖部位铜红色斑伴领圈样脱屑为特征。

【组织病理】表皮增生，真皮浅层血管扩张，管壁增厚，内皮细胞肿胀，周围炎症细胞浸润，有较多浆细胞。以嗜银染色偶可显示病变内的梅毒螺旋体。

【伍德灯检查】皮损呈蓝黑色斑片，境界清楚，无特异性荧光。

2. 淋病（图 3-81）

【临床症状】有尿痛、尿急、尿频和排尿困难症状，尿道排出黄色黏稠的脓性分泌物。

【实验室检查】分泌物直接涂片和培养见淋病双球菌。

【伍德灯检查】无特殊荧光。

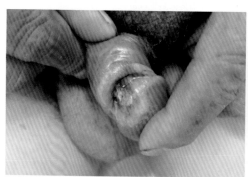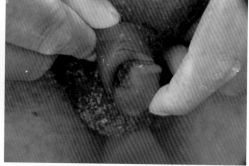

图 3-78　硬下疳。龟头、冠状沟处溃疡，基底及周围硬肿；伍德灯下皮损呈蓝黑色，无特殊荧光

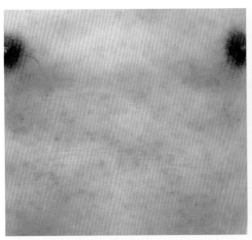
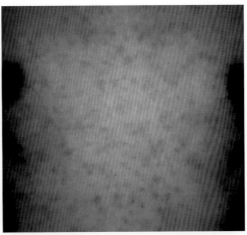

图 3-79　二期梅毒。躯干部隐约可见散在分布的淡褐色斑；伍德灯下清晰可见蓝黑色斑片

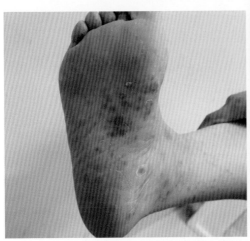
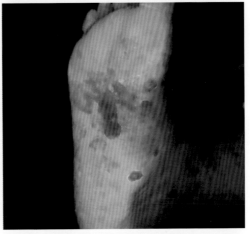

图 3-80　二期梅毒。足底散在铜红色斑和领圈样脱屑；伍德灯下清晰可见蓝黑色斑片，与足底厚角质层所形成的亮蓝白色荧光对比明显

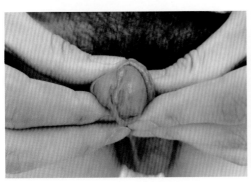
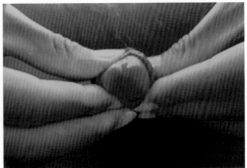

图 3-81　淋病。尿道口有脓性分泌物；伍德灯下无特异性表现

3. 非淋菌性尿道炎（图 3-82 ~ 图 3-84）

【临床特点】尿道黏液为脓性或浆液性分泌物，革兰染色镜检或培养均查不到淋病双球菌。

【实验室检查】与沙眼衣原体和解脲支原体有关。

【伍德灯检查】无特殊荧光。

4. 生殖器疱疹（图 3-85）

【临床症状】好发于男、女外生殖器，为簇集性小水疱，基底潮红；因水疱易被摩擦破溃而形成点状腐烂面。

【组织病理】表皮细胞内水肿及表皮内水疱形成，可见角质形成细胞坏死；真皮有炎症细胞浸润。

【伍德灯检查】疱疹破溃处有亮白色荧光。

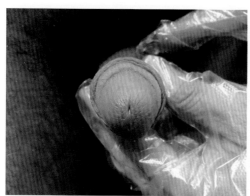
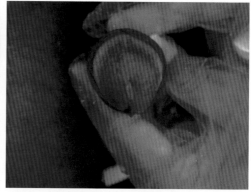

图 3-82　尿道炎（支原体感染）。尿道有浆液性分泌物；伍德灯下无特异性表现

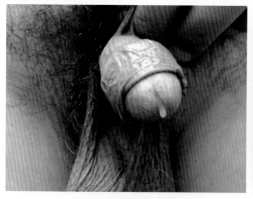
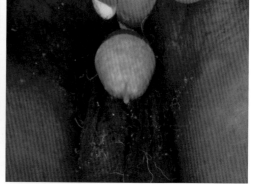

图 3-83　尿道炎（衣原体感染）。尿道有浆液性分泌物；伍德灯下无特异性表现

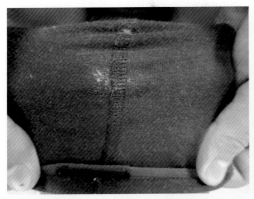
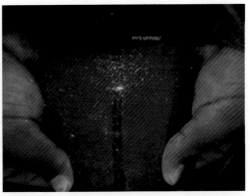

图 3-84 尿道炎（衣原体感染）。尿道有浆液性分泌物，内裤上有分泌物污迹；伍德灯下分泌物污迹发出白色荧光

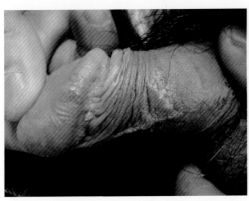
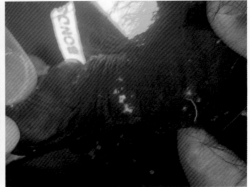

图 3-85 生殖器疱疹。龟头、阴茎上成群针帽大小的丘疱疹、水疱及小溃疡；伍德灯检查见疱疹破溃处有亮白色荧光

5. 尖锐湿疣（图 3-86）

【临床特点】多见于男性龟头、冠状沟、包皮内侧，女性的外阴部及两性的肛周。为淡红色或红褐色丘疹或乳头状、菜花状增生物。

【组织病理】表皮呈乳头瘤样增生，在棘层细胞上层及颗粒层见空泡化细胞；真皮浅层血管周围见以淋巴细胞为主的浸润。

【伍德灯检查】无特殊性。

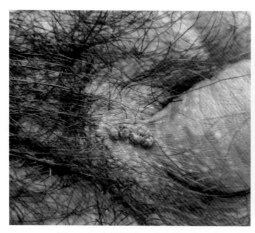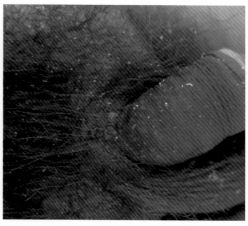

图 3-86　尖锐湿疣。患者的阴茎根部出现黑褐色疣状增生物；伍德灯检查无特殊性表现

三、红斑鳞屑性皮肤病

（一）红斑性皮肤病

多形红斑（图 3-87）

【临床特点】皮损呈多形性，有红斑、丘疹、水疱、大疱等，有的皮疹可呈靶形损害，以四肢远端较多见。严重者皮疹可泛发全身，有发热、乏力等全身症状，并可出现黏膜损害，主要是眼、口腔及外阴、肛门部位黏膜受侵。根据皮疹的分布及特点，分为红斑丘疹型、水疱大疱型和重症型（Steven-Johnson 综合征）。

【组织病理】表皮轻度细胞间水肿（海绵水肿）及细胞内水肿（气球样变性），可见坏死角质形成细胞，界面呈空泡改变，沿界面有稀疏炎症细胞浸润。

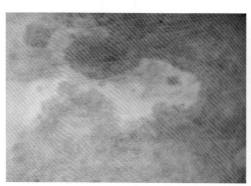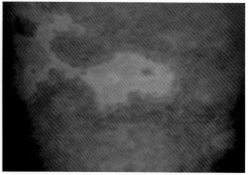

图 3-87　多形红斑。躯干散在大面积红色斑片；伍德灯下显示浅蓝黑色斑片，边缘颜色加深，有隆起感

（二）丘疹鳞屑性皮肤病

1. 银屑病（图 3-88 ～图 3-103）

【临床特点】银屑病是一种有遗传背景，与免疫反应异常有关的常见的慢性炎症性皮肤病。表现为境界清楚的红色斑丘疹或斑块，上覆成层银白色鳞屑（蜡滴现象），刮去鳞屑露出一层红色发亮的半透明薄膜（薄膜现象），再刮去薄膜出现点状出血，称为出血点现象（Auspitz 征）。根据临床特征将银屑病分为寻常型银屑病、脓疱型银屑病、红皮病型银屑病和关节病型银屑病。

【组织病理】表皮见角化过度、融合的角化不全，表皮明显增生，表皮突下延呈细长的棒槌状，且向下延伸的长度大致一致（银屑病样增生）；真皮乳头层毛细血管迂曲扩张，向上延至乳头顶部，乳头上方的表皮变薄；真皮浅层血管周围有不同程度的炎症细胞浸润。

【伍德灯检查】我们在对伍德灯下银屑病照片采集和整理中发现银屑病斑块可发出独特的砖红色荧光。为证实其可靠性和可重复性，我们进行了大量病例收集，均证实这种银屑病特有的砖红色荧光与其他常见的红斑鳞屑性皮肤病的伍德灯下所见有着明显的差异，可以此作为诊断和鉴别诊断的要点。这是以往所使用的皮肤科图书中未曾看到和从未涉及的内容，包括中国、美国和欧洲的"银屑病指南"，在银屑病特征与诊断中也未提及伍德灯荧光诊断。虽然银屑病的皮肤病理检查有助于诊断，但若病理检查结果不符合银屑病特征，临床也不能除外银屑病的可能。因为临床皮损表现不典型时，组织病理中银屑病样表现也往往不典型，所以创伤性的皮肤病理检查在银屑病的诊断方面价值有限。为此，我们对临床无创的伍德灯检查银屑病时所发现的砖红色荧光的结果、价值和意义甚为兴奋。随后我们又进行文献查询，发现早在 1998 年 Haishan Zeng 等就已报道了伍德灯下银屑病斑块可发出独特的砖红色荧光的报道，可惜这篇极具价值的文献并没有引起临床皮肤科同行的重视，绝大多数皮肤科工作者并不知道和了解伍德灯检查对银屑病的诊断意义和价值。

【重要文献摘要】1998 年 Haishan Zeng 等的研究（引自 J Invest Dermatol. 1998, 111(4):586-591.）共纳入 75 例银屑病病例和 66 例其他皮肤病病例（包括 18 例日光性角化病、12 例疣、11 例接触性皮炎、4 例皮脂腺增生、3 例特应性皮炎、3 例鲜红斑痣、3 例汗孔角化症、3 例酒渣鼻、3 例脂溢性皮炎、2 例寻常型鱼鳞病、2 例盘状红斑狼疮、1 例副银屑病、1 例原位鳞状细胞癌）。首先，他们利用计算机荧光光谱分析系统记录了 75 例银屑病病例共 106 个银屑病皮损及皮损周围表现正常的皮肤原位自体荧光光谱，并与其他皮肤疾病的荧光光谱进行比较。研究发现，银屑病患者正常皮肤的荧光发射光谱显示其荧光强度由 470 nm 增加到约 520 nm 处达到峰值，随后开始下降。75 例银屑病研究病例中有 34 例皮损部位的荧光发射光谱均显示一狭窄的高峰（约 635 nm），同一病例正常皮肤的荧光发射光谱与之并不相同；相反，在相同条件下获得的 66 例其他皮肤病病例的荧光光谱并未出现 635 nm 的峰值。随后，研究者们使用伍德灯照射银屑病斑块，发现银屑病皮损在伍德灯照射下发出明亮的红色荧光，覆着较厚鳞屑的银屑病皮损发出的荧光更强，有些鳞屑不明显的皮损没有发出可见的红色荧光。躯干部位银屑病较四肢部位皮损更容易出现红色荧光。无论是接受 UVA 光疗的患者还是没有接受任何光疗的患者，其银屑病皮损都呈现出砖红色荧光，但是银屑病患者的正常皮肤却检测不到这种红色荧光。把从银屑病患者皮损表面取下的鳞屑置于患者自己的正常皮肤上或非银屑病患者的正常皮肤上时，仍然可见砖红色荧光，说明银屑病的红色荧光来自皮损的鳞屑。

　　为了进一步研究银屑病的红色荧光来源于皮肤哪一层，研究者选择 8 例经测定皮损荧光发射峰值超过 600 nm 的银屑病病例（其中对 6 例病例同时进行了正常皮肤取材）、3 例不呈现砖红色荧光发射峰的银屑病病例、1 例副银屑病病例及 1 例原位鳞状细胞癌病例进行皮损取材，并将取材的皮肤做表皮与真皮分离处理，同时在 3 例银屑病病例的皮肤上使用标准苏格兰胶带获取皮损处鳞屑，用显微荧光分光计分析银屑病病例皮损的角质层、表皮中间层、表皮下层、真皮层，与正常皮肤做对照。结果在银屑病皮损的角质层观察到明亮的砖红色荧光，而表皮的其他层和真皮未见砖红色荧光。3 例不呈现 635 nm 荧光信号的银屑病病例的角质层以及 1 例副银屑病和 1 例鳞状细胞癌病例的组织均未出现 635 nm 的峰值。对通过胶带剥离法获取的银屑病皮屑用显微荧光分光光度计测量，结果显示一个独特的 635 nm 的峰值，这个峰值只在有鳞屑皮损的胶带上检测到，而在无鳞屑皮损的胶带上不显示，因此更证实荧光峰值来自角质层。

　　此外，研究者们用刮匙收集银屑病患者斑块皮损的鳞屑和非银屑病患者的鳞屑作为对照，将鳞屑加入盐酸溶解，收集上清液，用 LS-5 荧光计检测银屑病患者和对照样本得到酸性溶液的发射光谱。结果发现 5 例银屑病鳞屑酸性提取物发射的光谱与原卟啉Ⅸ类似，波峰保持时间也与原卟啉Ⅸ相当。对照样本，包括特应性皮炎、鱼鳞病及剥脱性药疹患者的鳞屑酸性提取物中都不能观察到卟啉峰。采用高性能液相色谱法进一步证明银屑病鳞屑酸性提取物中存在原卟啉Ⅸ，由此推断银屑病的红色荧光来源于鳞屑中的原卟啉Ⅸ。

　　伍德灯检查在银屑病的诊断与鉴别诊断中具有极高的临床应用价值，我们发现绝大多数的银屑病皮损在伍德灯下可见砖红色荧光，覆有较厚鳞屑的皮损发出的红

色荧光更明显，躯干部位的皮损较四肢更容易出现红色荧光，而头皮部位及掌跖部位的荧光不明显，诊断价值不大。

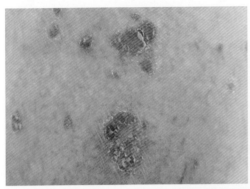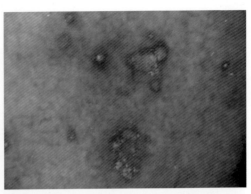

图 3-88　寻常型银屑病。躯干部位红色斑丘疹，上覆成层银白色鳞屑；伍德灯照射下见皮损处发出特有的砖红色荧光

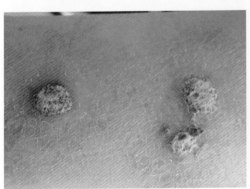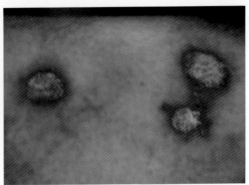

图 3-89　寻常型银屑病。患者皮损肥厚，上覆厚鳞屑；伍德灯下可见砖红色荧光

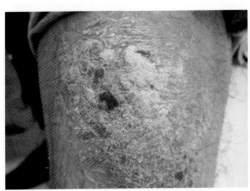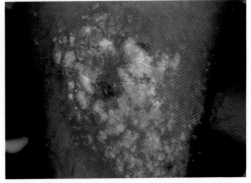

图 3-90　寻常型银屑病。患者的小腿伸侧见大面积红色斑块，上覆厚层银白色鳞屑；伍德灯下见密集的砖红色荧光斑块

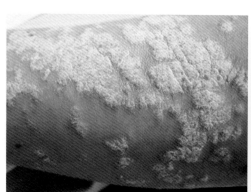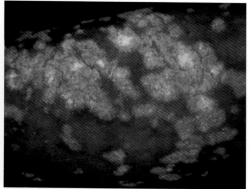

图 3-91　寻常型银屑病。患者前臂伸侧红色斑块，上覆银白色鳞屑；伍德灯下见境界清楚的砖红色荧光斑块

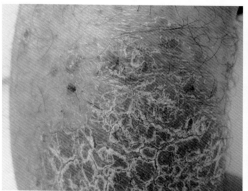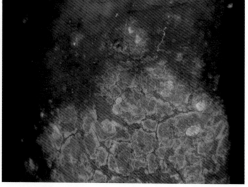

图 3-92　寻常型银屑病。患者小腿伸侧红色斑块，上覆银白色鳞屑；伍德灯下见密集成片的砖红色荧光斑块

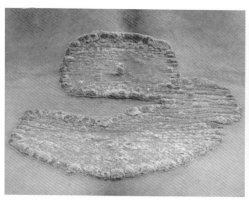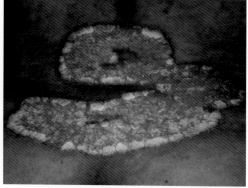

图 3-93　寻常型银屑病。腰背部大面积红色斑块，连成一片，上覆白色鳞屑；伍德灯检查时可见清晰的砖红色荧光斑块

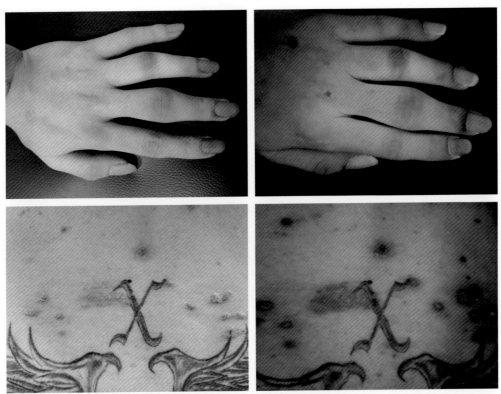

图 3-94　关节病型银屑病。患者的手指关节肿胀，腰骶部见散在红斑鳞屑性斑丘疹；伍德灯下见腰骶部皮损发出砖红色荧光

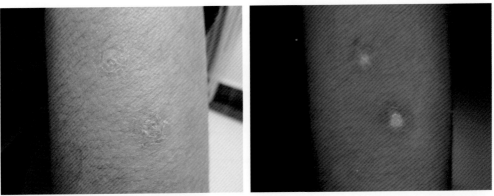

图 3-95　寻常型银屑病。患者前臂见轻度皮损，银屑病的临床表现不典型；伍德灯检查时可发现明显的砖红色荧光

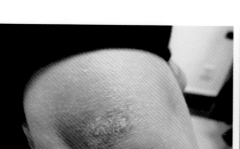
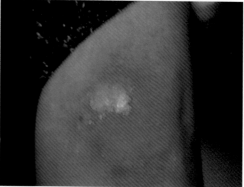

图 3-96 寻常型银屑病。患者肘关节伸侧皮损，银屑病的临床表现不典型；伍德灯检查可见明亮的砖红色荧光

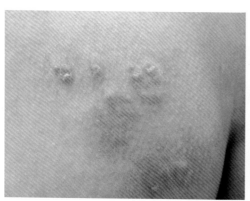
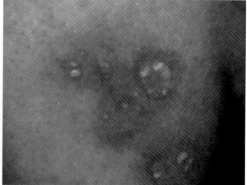

图 3-97 寻常型银屑病。患者臀部散在分布红色斑丘疹及斑片，上覆少许鳞屑，银屑病临床表现不典型；伍德灯检查时可见清晰的砖红色荧光，以皮损边缘鳞屑部位处明显

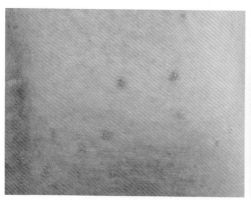
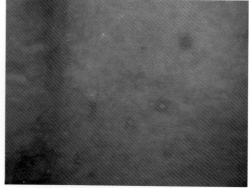

图 3-98 银屑病治疗后。患者为点滴状银屑病，且已经外用皮质醇激素类药膏治疗，临床症状改善，皮损表现不明显；伍德灯检查仍可见到砖红色荧光

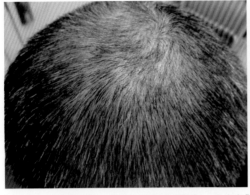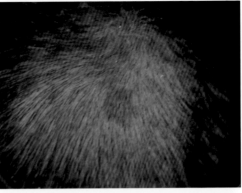

图 3-99　头皮银屑病。患者有银屑病史数年，头皮有散在红斑和鳞屑损害；伍德灯检查显示皮损呈蓝黑色斑，未见砖红色荧光

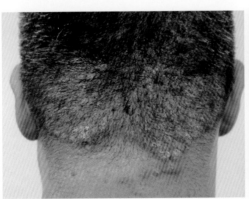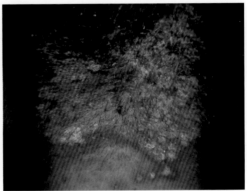

图 3-100　头皮银屑病。患者有银屑病史数十年，头皮枕部有典型的银屑病损害表现；伍德灯下皮损部位未见明显的砖红色荧光。伍德灯对头皮部位银屑病的诊断价值不大

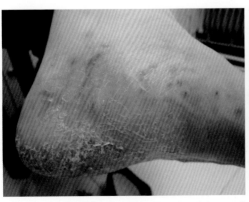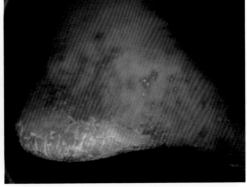

图 3-101　足底部银屑病。患者有银屑病史数年，足底皮肤干燥、皲裂、脱屑；伍德灯下呈现淡黄色的角化斑和白色皲裂条纹，无砖红色荧光

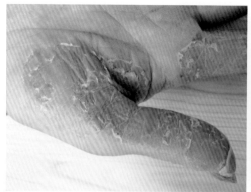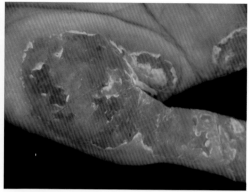

图 3-102　手掌部银屑病。患者有银屑病史数年，双手掌指部位皮肤有红斑、角化、干燥、脱屑现象；伍德灯下见红斑处蓝黑色斑和鳞屑处蓝白色斑，未见砖红色荧光

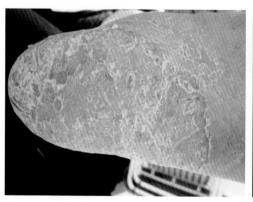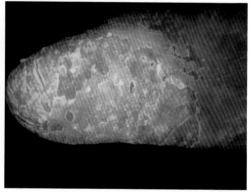

图 3-103　掌跖脓疱病。患者足跖部及足跟处有大片鳞屑性斑片，间有米粒大小的脓疱；伍德灯下可见淡黄色角化斑片、蓝白色鳞屑和点状蓝白色脓疱，无砖红色荧光

2. 副银屑病（图 3-104）

【临床特点】为红色或红褐色斑丘疹，上覆细薄鳞屑。

【组织病理】表皮轻度增生，真皮浅层血管周围有稀疏的淋巴组织细胞浸润。

【伍德灯检查】皮损呈浅黄褐色至蓝褐色的斑片。

3. 玫瑰糠疹（图 3-105、3-106）

【临床特点】1860 年由 Gilbert 首次报道，多见于中青年，皮损为圆形或椭圆形、淡红色或玫瑰色斑疹，皮疹边缘常有领圈样脱屑，其长轴与肋间、皮纹走向一致。

【组织病理】表皮轻度增生，有灶性角化不全及海绵水肿；真皮轻度乳头样水肿，浅层血管周围有淋巴组织细胞浸润。

【伍德灯检查】皮损边缘呈蓝黑色斑，中心呈淡黄褐色斑，境界清楚。

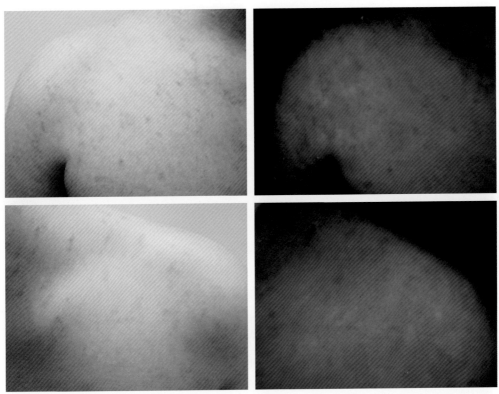

图 3-104　副银屑病。躯干散在红褐色斑丘疹，上覆细薄鳞屑；伍德灯下皮损呈浅黄褐色至蓝褐色的斑片

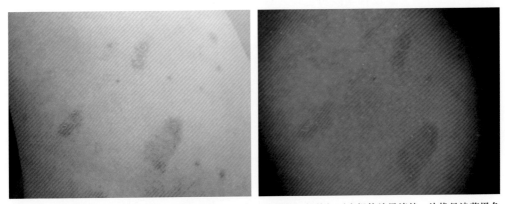

图 3-105　玫瑰糠疹。躯干散在淡红色椭圆形斑，上有少许脱屑；伍德灯下皮损的境界清楚，边缘呈淡蓝黑色斑，中心呈淡黄褐色斑

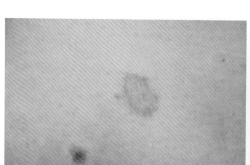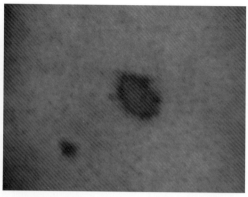

图 3-106　玫瑰糠疹。躯干部散在淡红色椭圆形斑，上有少许脱屑；伍德灯下皮损的境界清楚，边缘呈蓝黑色斑，中心呈淡黄褐色斑

4. 毛发红糠疹（图 3-107 ~ 图 3-109）

1857 年由 Devergie 首先描述，分为先天性和获得性两种。前者儿童期发病，后者成人期出现。初起时头皮常先有较厚的白色糠秕样鳞屑，很快累及面部，以后泛发全身，特征性皮疹为毛囊角化性丘疹和鳞屑性淡红色斑块。

【临床特点】典型损害为与毛囊一致的角化性丘疹及上附细碎鳞屑的淡红色或橘红色斑丘疹或斑块；面部及头皮潮红，有多数糠状鳞屑；掌跖常有角化过度、干燥皲裂；严重时皮疹泛发全身，但仍可见正常皮肤小岛。

【组织病理】在角质层的水平方向及垂直方向上交替出现角化过度和角化不全，毛囊漏斗部扩张、角栓形成，表皮呈不同程度银屑病样增生，真皮浅层血管扩张，周围淋巴组织细胞浸润。

【伍德灯检查】皮损呈淡黄色斑片或蓝白色鳞屑，无砖红色荧光。

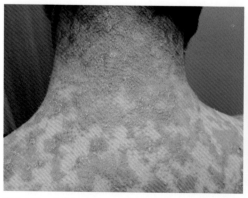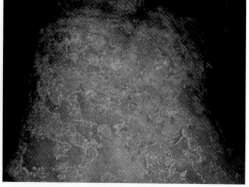

图 3-107　毛发红糠疹。48 岁男性患者，病程 1 月，自头颈向躯干及四肢出现淡红色鳞屑斑片，皮损中间有毛囊角化性丘疹和正常皮肤小岛；伍德灯下颈部皮损呈蓝白色和淡黄色斑片

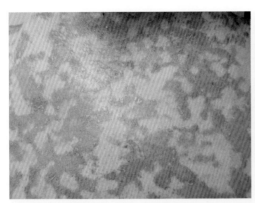
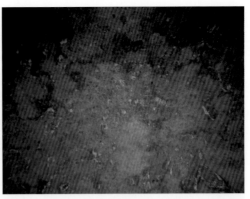

图 3-108　毛发红糠疹。同一患者的胸部出现淡红色鳞屑斑片；伍德灯下皮损呈淡黄色斑片（排除外用药物染色引起），周围正常皮肤呈正常蓝白色

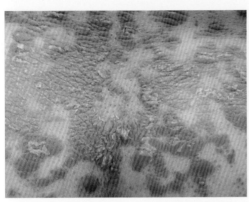
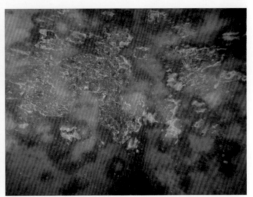

图 3-109　毛发红糠疹。同一患者的腰骶部见淡红色鳞屑斑片；伍德灯下皮损呈淡黄色和深褐色斑片（排除外用药物染色引起），周围正常皮肤呈正常蓝白色

5. 扁平苔藓（图 3-110、3-111）

【临床特点】为多角形或椭圆形，呈紫红色的扁平斑丘疹或斑块，表面无鳞屑，有的皮损表面有蜡样薄膜。

【组织病理】角化过度，颗粒层楔性增生，基底细胞层液化变性；真皮浅层淋巴组织细胞带状浸润，有较多噬黑素细胞。

【伍德灯检查】皮损呈深蓝黑色或蓝紫色斑片或斑块。

6. 急性痘疮样苔藓样糠疹（图 3-112）

【临床特点】好发于四肢屈侧，严重时泛发全身。皮损为淡红色斑、斑丘疹或出血性丘疹，上覆少许鳞屑；中央可有水疱、坏死和结痂；可遗留色素沉着、色素减退和浅表瘢痕。

【组织病理】表皮可见坏死的角朊细胞，界面液化变性，真皮浅层和深层血管周围见中等密度的淋巴组织细胞楔形浸润。

【伍德灯检查】红斑、丘疹呈蓝黑色斑，结痂的表面有浅黄色荧光。

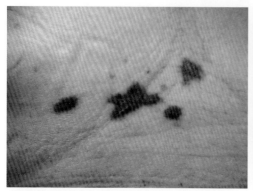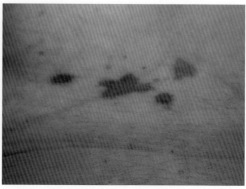

图 3-110　扁平苔藓。患者前胸散在暗紫红色斑；伍德灯下皮损呈深蓝黑色斑

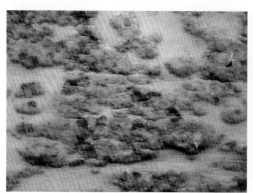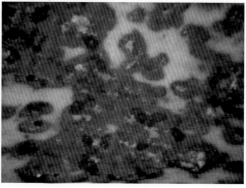

图 3-111　扁平苔藓。患者躯干密集紫红色斑块；伍德灯下皮损呈蓝紫色斑块

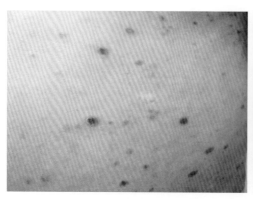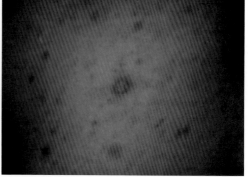

图 3-112　急性痘疮样苔藓样糠疹。躯干散在淡红色斑丘疹，部分中央有坏死、结痂；伍德灯下皮损呈蓝黑色斑，结痂处呈浅黄色荧光

四、神经精神障碍性皮肤病

1. 皮肤垢着病（图 3-113、3-114）

【临床特点】本病属于罕见的精神性皮肤病，多见于青少年女性，好发于面颊部及乳头、乳晕。表现为皮肤表面有污垢堆积或黄褐色痂，质硬，不易剥离，境界清楚，双侧性或单侧性分布。

【组织病理】表皮角化过度，角化物质形成团块状，真皮浅层小血管周围有少许淋巴细胞浸润。

【伍德灯检查】伍德灯对于皮肤垢着病的诊断和鉴别诊断具有较高价值，该病皮损在伍德灯下发出明亮的蓝白色荧光，与周围正常皮肤反差明显，形成界限清楚、分布特殊的碟状外观。

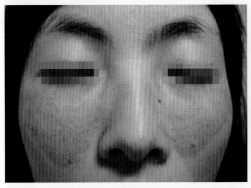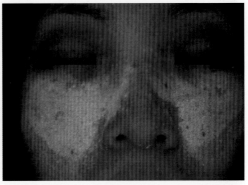

图 3-113　皮肤垢着病。面颊对称分布浅黄褐色附着痂屑，似"黄褐斑"外观；伍德灯下见界限清楚、碟状分布的明亮蓝白色荧光斑块

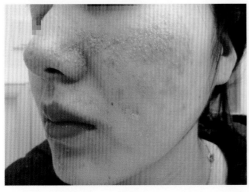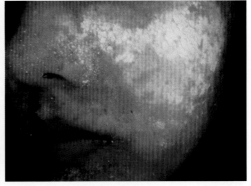

图 3-114　皮肤垢着病。面颊对称分布浅黄色附着厚痂；伍德灯下见损害发出明亮的蓝白色荧光，界限清楚；患者鼻翼可见点状砖红色荧光，唇红处有外涂唇红膏产生的红色荧光

2. 人工皮炎（图 3-115）

人工皮炎是患者利用物理性或化学性因素企图达到个人的某些欲望，强行造成的自身皮肤损伤，以青年女性多见，患者一般都具有癔病性格特征，极易接受暗示。

【临床特点】病变分布于手容易触及部位，患者以指甲或利器机械性损伤皮肤，形成很特别却不像任何皮肤病的表皮缺损。

【伍德灯检查】皮损中央表皮缺损处发出柔和的蓝白色荧光，皮损边缘色素沉着处呈蓝黑色斑，损害境界清楚。伍德灯对人工皮炎的诊断具有帮助，尤其对皮肤损伤的深度及既往皮肤色素沉着具有判断价值。

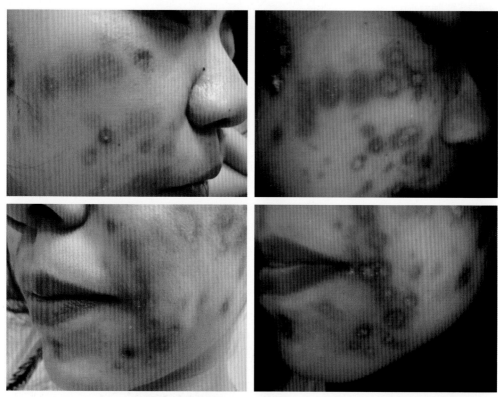

图 3-115　人工皮炎。患者面部散在多数色素沉着斑及表皮剥脱；伍德灯照射下，皮损中央发出柔和的蓝白色荧光，皮损边缘色素沉着处呈蓝黑色斑，与周围正常皮肤反差明显，境界清楚

3. 神经性皮炎（慢性单纯性苔藓）（图 3-116、3-117）

【临床特点】本病与精神因素密切相关，典型皮损为多数扁平丘疹融合而成的皮肤苔藓样变，局部皮纹加深、皮嵴隆起，呈淡红色或皮肤色，瘙痒剧烈。好发于颈项、肘伸侧、胫前和骶尾部，严重时泛发全身。

【组织病理】角化过度，间有灶性角化不全，颗粒层增厚，表皮呈银屑病样增生，表皮突增宽、下延；真皮乳头层增厚，见多数彼此平行、与真皮成垂直走行、增粗的胶原纤维；真皮浅层血管周围淋巴组织细胞浸润。

【伍德灯检查】神经性皮炎的皮损呈蓝灰色斑，其中间有淡蓝白色斑点（皮肤苔藓化）。

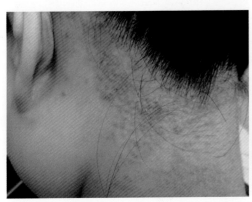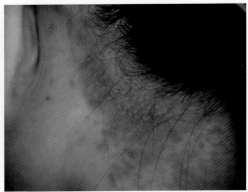

图 3-116 神经性皮炎。女性患者，颈部淡红色苔藓化斑片；伍德灯下皮损呈蓝灰色斑，间有淡蓝白色斑点

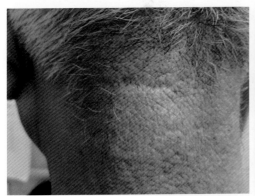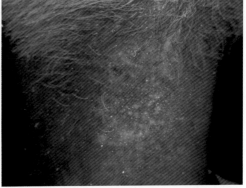

图 3-117 神经性皮炎。男性患者，颈部淡红色肥厚性苔藓化斑片；伍德灯下皮损呈蓝灰色斑，间有沙粒状淡蓝白色斑点

4. 渗出性神经性皮炎（图 3-118）

【临床特点】好发于绝经妇女，损害分布于面部及四肢伸侧，表现为红斑、丘疹、丘疱疹、渗液、表皮剥脱、结痂及鳞屑，可融合为成片的急性渗液性湿疹样外观，瘙痒明显。

【组织病理】表皮角化不全，棘层有不规则肥厚，伴有海绵形成、细胞内水肿及小水疱；真皮浅层水肿、血管扩张及周围炎症细胞浸润。

【伍德灯检查】表皮剥脱处有境界清楚的黄色荧光。

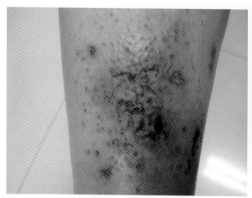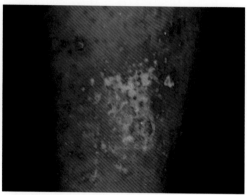

图 3-118　渗出性神经性皮炎。患者小腿伸侧急性湿疹样外观，有明显表皮剥脱；伍德灯下表皮剥脱处见境界清楚的黄色荧光

5. 痒疹（图 3-119）

【临床特点】痒疹是包括一组急性或慢性炎症性皮肤病的总称，主要损害为风团样丘疹、结节和继发性抓痕、血痂，奇痒难忍。

【组织病理】表皮轻度角化过度和角化不全，棘层轻度肥厚，偶有海绵形成，真皮浅层血管周围有淋巴细胞浸润。

【伍德灯检查】皮损处见境界清楚的蓝黑色斑，中心表皮剥脱处呈蓝白色荧光。

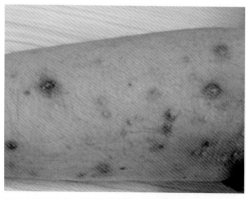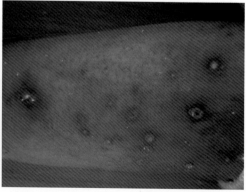

图 3-119　痒疹。患者前臂散在红褐色斑丘疹及结节，部分皮损表面表皮剥脱及结痂；伍德灯下皮损呈蓝黑色斑，表皮剥脱处呈蓝白色荧光

6. 结节性痒疹（图 3-120、3-121）

【临床特点】皮肤损害表现为绿豆至黄豆大小，坚实，呈半球形的红褐色丘疹或结节，表面有剥蚀、结痂，剧烈瘙痒。

【组织病理】表皮不规则增生，表皮上层可见角朊细胞坏死红染，结构消失，糜烂溃疡形成。

【伍德灯检查】皮损呈特征性的蓝黑色环状或条状斑，中心有亮黄色荧光斑。

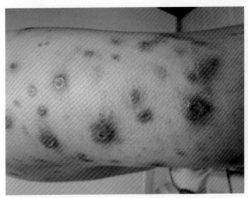
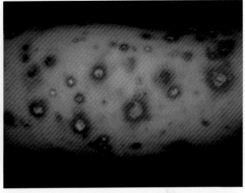

图 3-120　结节性痒疹。患者四肢散在多数红褐色丘疹和结节，表面剥蚀；伍德灯下皮损呈特征性蓝黑色环状斑，中心有亮黄色荧光斑

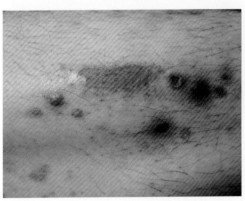
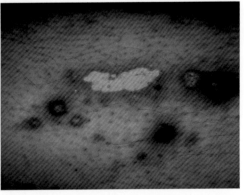

图 3-121　结节性痒疹。患者四肢有红褐色丘疹、结节、抓痕；伍德灯下皮损呈特征性亮黄色条状荧光斑片

7. 色素性痒疹（图 3-122、3-123）

1971 年首次由 Nagashima 等报道，为瘙痒性炎症性皮疹，遗留网状及斑状色素沉着的皮肤病，青年女性多见。

【临床特点】损害主要见于颈、上背、锁骨部及胸部，为瘙痒性红色斑丘疹，对称分布，皮疹消退后遗留无瘙痒性网状或斑状色素沉着。

【组织病理】表皮角化不全，皮突延伸，棘细胞间水肿，基底细胞液化变性，真皮浅层炎症细胞浸润及血管扩张，色素部位显示色素失禁。

【伍德灯检查】可见黑褐色网状斑纹，与周围正常皮肤对比明显。

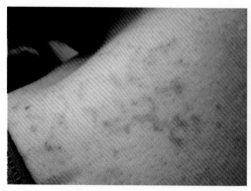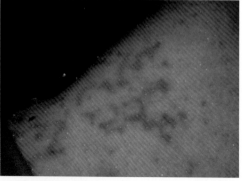

图 3-122　色素性痒疹。青年女性患者，左肩背部散在红褐色斑丘疹及网状色素沉着斑；伍德灯下清晰可见黑褐色网状斑纹，与周围正常皮肤对比明显

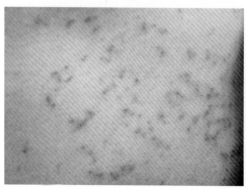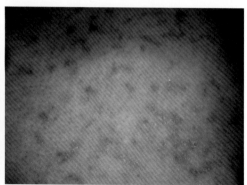

图 3-123　色素性痒疹。青年女性患者，左前胸散在红褐色斑丘疹及网状色素沉着斑，由于瘙痒曾外用"花露水"止痒；伍德灯下见界限清楚的黄色荧光区域（外用"花露水"所留荧光），其中有黄褐色网状斑纹（皮损）

五、变态反应性皮肤病

1. 接触性皮炎（图 3-124 ～图 3-126）

接触性皮炎是皮肤或黏膜单次或多次接触外源性物质后在接触部位甚至以外的部位发生的炎症性反应，分为原发刺激和变态反应两种。前者包括强酸、强碱、肥皂、有机溶剂等；后者主要由动物性、植物性、化学性 3 种物质引起。化学性物质

主要有金属及其制品如镍、铬；日常用品有肥皂、洗衣粉、洗洁精、光亮剂、清洁养护产品、皮革、塑料及橡胶制品；化学品如各种化妆品、染发水、洗发液；外用药物如各类药膏、风油精、花露水、清凉油等；各种化工原料如汽油、机油、油漆、染料、塑料制品。有些物质接触后需经日光照射才可以致敏。

【临床特点】表现为与接触物接触的部位出现一致、境界清楚的皮损，初期为红斑、丘疹，之后可出现丘疱疹、水疱或大疱、糜烂、渗出及结痂。以暴露部位皮肤多见，致敏物质去除后皮损可逐渐消退。

【组织病理】表皮海绵形成或表皮内水疱形成；真皮乳头水肿、浅层血管周围淋巴组织细胞浸润及数量不等的嗜酸性粒细胞。

【伍德灯检查】炎性红斑皮损在伍德灯下表现为境界清楚的蓝紫色斑片，表面多有蓝白色痂屑或接触物所致荧光，荧光颜色与接触物质类型有关。伍德灯对诊断接触性皮炎和协助发现致敏物有帮助。

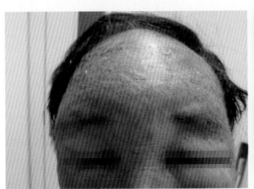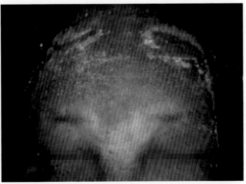

图 3-124　接触性皮炎。患者染发引起头面红斑、水肿、结痂；伍德灯下表现为蓝紫色斑片，上有蓝白色结痂区

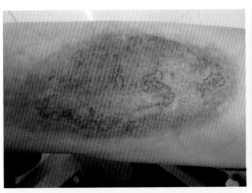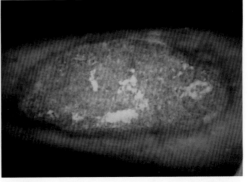

图 3-125　接触性皮炎。患者外涂无花果汁后前臂出现境界清楚的红斑，表面有表皮缺失；伍德灯下见境界清楚的蓝紫色斑，表皮缺失处呈现黄色荧光

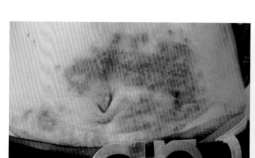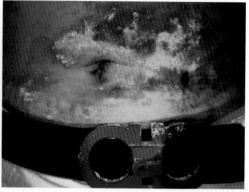

图 3-126　接触性皮炎。患者腹部皮肤接触皮带金属扣后出现局部红斑、糜烂；伍德灯下能显而易见遗留在患者腹部的外用药物所发出的黄色荧光

2. 湿疹（图 3-127、3-128）

【临床特点】皮疹呈多形性损害，呈对称分布，急性期以红斑、丘疹、水疱、糜烂、渗出为主，慢性期以皮肤肥厚、苔藓样变及色素改变为主。

【组织病理】与接触性皮炎组织病理学改变非常相似。

【伍德灯检查】伍德灯下红斑处呈蓝黑色斑、肥厚苔藓化皮损呈蓝白色斑、结痂处呈白黄色荧光。

3. 特应性皮炎（图 3-129）

【临床特点】有家族遗传过敏史，以特殊性的皮疹、剧烈瘙痒、病程慢性为特点，本病可分为婴儿期、儿童期及青年、成人期三型。

【组织病理】与接触性皮炎和湿疹的改变大致相同。

【伍德灯检查】皮损在伍德灯下发出荧光的颜色与皮损类型有关。

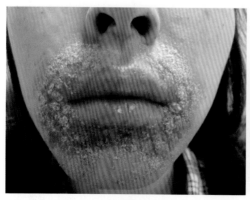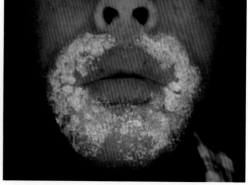

图 3-127　急性湿疹。患者口周糜烂、渗出、结痂；伍德灯下皮损呈境界清楚的黄色荧光

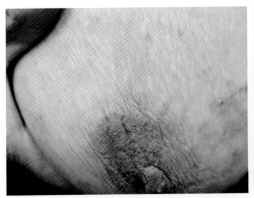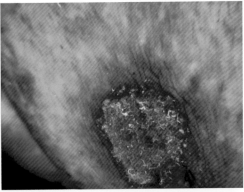

图 3-128　慢性湿疹。患者乳晕旁境界清楚的肥厚性斑块，上有少许痂屑；伍德灯下皮损呈蓝白色斑块，边界清晰

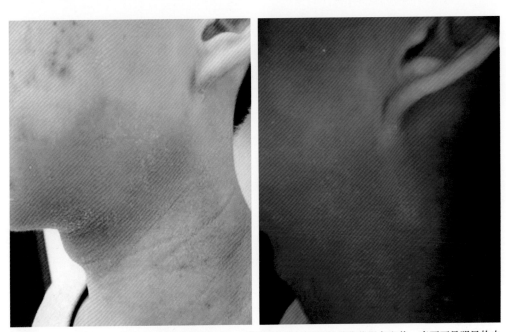

图 3-129　特应性皮炎。患者全身散在干燥性红斑、脱屑；伍德灯下红斑呈淡蓝黑色斑片，表面可见明显的皮
　　　　　肤纹理和蓝白色细碎脱屑

4. 荨麻疹（图 3-130）

【临床特点】皮损为红色或肤色风团，常泛发全身，可自行消退。

【组织病理】真皮水肿、毛细血管扩张，血管周围轻度炎症细胞浸润。

【伍德灯检查】风团呈蓝黑色斑，无特殊性。

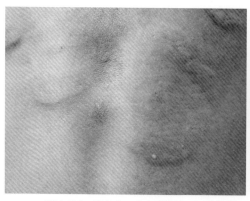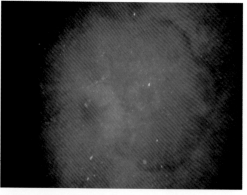

图 3-130　荨麻疹。患者的躯干、四肢散在红色风团；伍德灯下风团呈蓝黑色斑，无特殊性

5. 丘疹性荨麻疹（虫咬皮炎）（图 3-131 ～图 3-133）

【临床特点】为螨虫、蚊、臭虫、跳蚤等昆虫将口器刺入皮肤吸血或将毒汁注入人体，引起的皮肤过敏和炎症反应，其严重程度与昆虫种类、数量及患者的敏感性相关。表现为叮咬处有针尖大小咬痕，并出现红斑、丘疹、风团，重者中央出现水疱或大疱。

【组织病理】表皮内灶性海绵水肿及细胞内水肿，真皮浅层及深层血管周围炎，炎性细胞呈楔形的尖端向着皮下分布。

【伍德灯检查】为蓝灰色斑，可见中央存在针尖大小的点状颜色加深斑。

6. 固定性药疹（图 3-134）

【临床表现】局限性圆形或椭圆形暗红斑或紫黑色斑，愈后留有色素沉着。

【伍德灯检查】皮损显示黑褐色斑，边缘呈晕样逐渐淡化。

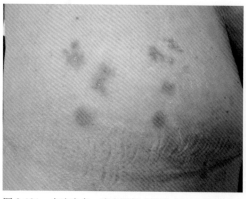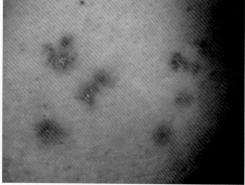

图 3-131　虫咬皮炎。患者臀部成群分布红色风团样丘疹；伍德灯下呈红褐色斑片，周围为外用"炉甘石洗剂"所致的黄色痕迹

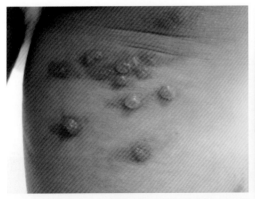 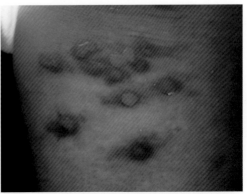

图 3-132　虫咬皮炎。患者左侧大腿内侧成群红色水肿性斑，中心有水疱和大疱（患者对虫咬反应强烈）；伍德灯下损害呈蓝紫色斑，上有淡黄色水疱

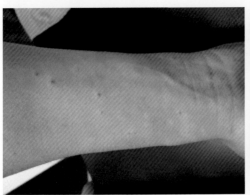 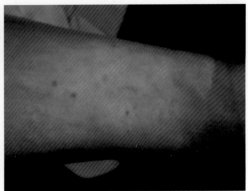

图 3-133　虫咬皮炎。患者前臂屈侧散在针帽大小红色斑点，周围有苍白色晕（患者对虫咬反应不敏感，仅有虫咬痕迹，不形成风团样丘疹和水疱）；伍德灯下见蓝黑色斑点和周围蓝白色晕，前臂大面积淡黄色荧光为患者外涂"花露水"所致

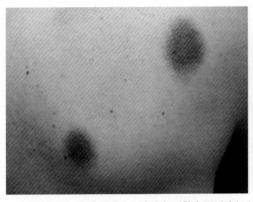 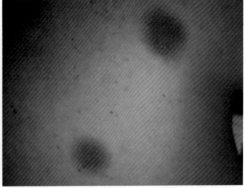

图 3-134　固定性药疹。患者躯干散在圆形暗红斑；伍德灯下皮损为见黑褐色斑，边缘呈晕样变淡

7. 慢性光化性皮炎 （图 3-135、3-136）

【临床特点】 皮损主要分布于面、颈、手背、前臂伸侧等暴露部位。急性期表现为弥漫水肿性红斑、丘疱疹和轻度渗出；慢性期为暗红色、苔藓样肥厚性斑丘疹或斑块。

【组织病理】 表皮角化不全、海绵形成，棘层肥厚；真皮血管周围炎症细胞浸润。

【伍德灯检查】 皮损表现为境界清楚的蓝紫色斑，上有不规则蓝白色荧光。

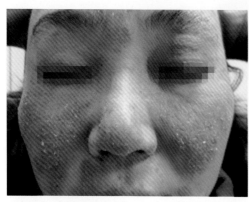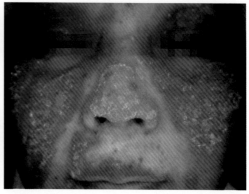

图 3-135　慢性光化性皮炎。患者面部突出部位布满红色苔藓样肥厚斑块；伍德灯下为境界清楚的蓝紫色斑，上有蓝白色荧光

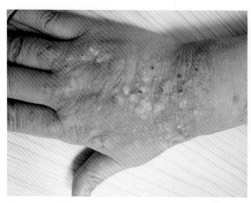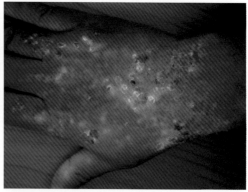

图 3-136　慢性光化性皮炎。患者手背散在分布淡红色肥厚性斑丘疹及斑块；伍德灯下呈蓝白色和淡黄色荧光

8. 唇炎 （图 3-137、3-138）

【临床特点】 上下唇红浸润、干裂、脱屑。

【伍德灯检查】 多数患者的上、下唇红及周围有黄色荧光，部分患者否认使用过任何外用药物。

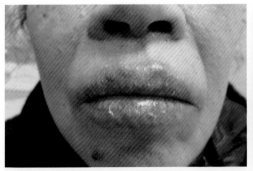 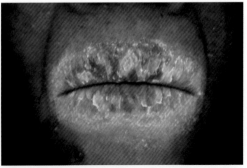

图 3-137 唇炎。患者上下唇红浸润、干裂、脱屑。伍德灯下唇红及周围多有黄色荧光

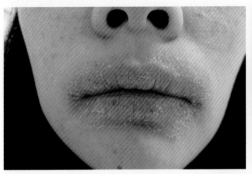 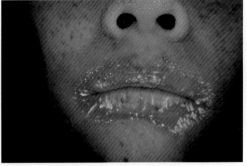

图 3-138 唇炎。患者上、下唇红干燥、脱屑、皲裂。伍德灯下唇红及周围有黄色荧光，鼻尖及鼻翼处砖红色荧光为多数正常人所有

六、皮肤附属器疾病

1. 痤疮（图 3-139 ～图 3-142）

【临床特点】痤疮是一种好发于青少年毛囊皮脂腺的常见慢性炎症的皮肤病，在青春期约 95% 男性和 83% 女性患过不同程度的痤疮。认为与皮脂分泌过多、毛囊皮脂腺导管开口处角化过度、痤疮丙酸杆菌繁殖以及炎症反应四大因素有关，严重患者与遗传基因有关。主要表现为面部、前胸及肩背部出现粉刺、红色丘疹、脓疱、结节，甚至形成大的囊肿、浅表凹陷性瘢痕或下颌部增生性瘢痕。参照 Cunliffe 分级法，将其分为轻、中、重度三型。轻度痤疮以白头及黑头粉刺为主；中度痤疮以炎性丘疹及脓疱为主；重度痤疮以结节及炎性囊肿为主。

【组织病理】毛囊漏斗部扩张，内含角化上皮、皮脂及微生物如痤疮丙酸杆菌等；炎性丘疹损害毛囊周围及真皮浅层，以淋巴细胞为主的浸润；脓疱损害表现为以中性粒细胞为主的聚集。

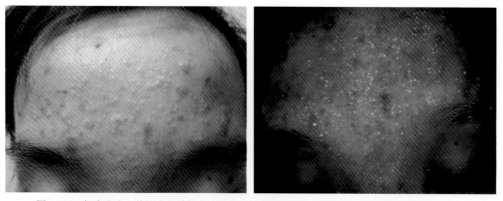

图 3-139　轻度痤疮。前额大量针帽大小粉刺的轻度痤疮患者；伍德灯下见大量点状砖红色荧光

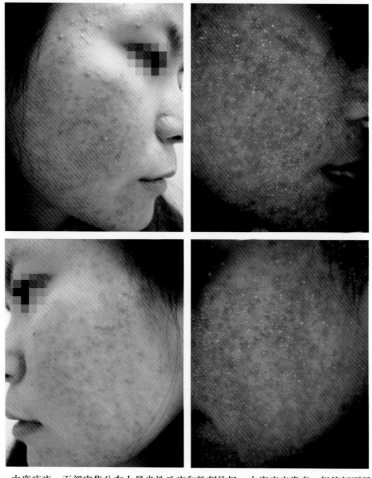

图 3-140　轻、中度痤疮。面部密集分布大量炎性丘疹和粉刺的轻、中度痤疮患者；伍德灯下显示为密集针帽大小的点状砖红色荧光

【伍德灯检查】痤疮丙酸杆菌在代谢过程中可产生以粪卟啉为主的内源性卟啉，而原卟啉Ⅸ则产生较少。强烈的日光照射可使痤疮皮损加剧，是由于日光照射激活了卟啉而诱发毛囊皮脂腺周围炎症加剧。痤疮患者的正常皮肤和皮损在伍德灯下呈现多数针尖大小的砖红色荧光，其荧光数量和强弱与痤疮丙酸杆菌数目有明显关系；粉刺皮损表面有较致密的角蛋白，显示黄白色荧光。我们临床观察：临床表现以多发性微粉刺伴轻度炎症者的荧光数目和荧光强度最明显；以炎性丘疹、脓疱等中度炎症者的荧光数目和荧光强度次之；以结节、囊肿和瘢痕为表现的重度炎症者荧光较少或无荧光。

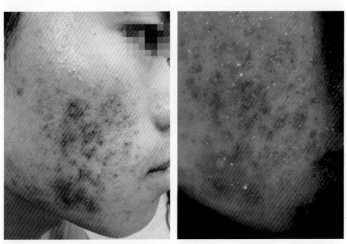

图 3-141　中度痤疮。面颊部位较多炎性丘疹，伴有浅在性脓疱；伍德灯下显示为蓝黑色斑点及少数针尖大小的砖红色荧光

2. 石棉状糠疹（图 3-143、3-144）

【临床特点】头皮有白色糠状鳞屑和酷似石棉粉末堆积的斑片，黏着于头皮和发根部，用力剥离可见层层小片鳞屑脱落。

【伍德灯检查】伍德灯下局部呈现亮白色荧光，与正常头皮反差明显，境界清晰。

3. 酒渣鼻（图 3-145）

【临床特点】多见于中年人，特点为颜面中部弥漫性潮红和毛细血管扩张，其上有数量不等的炎性丘疹、脓疱或结节，可分为红斑期、丘疹脓疱期及鼻赘期。

【组织病理】早期为化脓性毛囊炎，可见多数中性粒细胞浸润，以后逐渐出现淋巴细胞和组织细胞，形成肉芽肿性毛囊周围炎改变。

【伍德灯检查】皮损在伍德灯下无明显特异性表现。

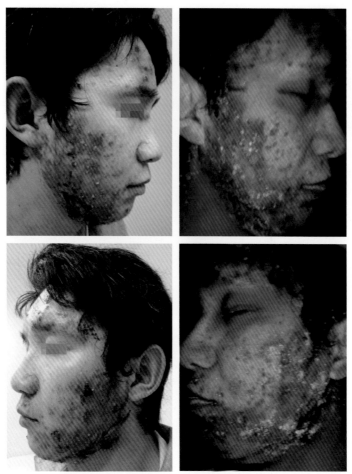

图 3-142　重度痤疮。前额、双侧面颊、下颌部位聚集结节、囊肿、脓疱、瘢痕及结痂；伍德灯下皮损呈蓝黑色斑块，脓疱及结痂处有黄色荧光，未见砖红色荧光

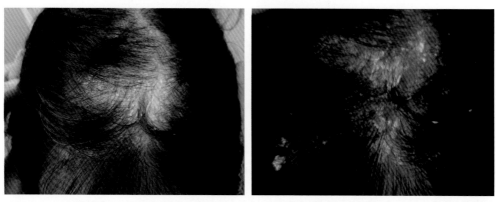

图 3-143　石棉状糠疹。头皮鳞屑性斑片及脱屑；伍德灯下见蓝白色鳞屑斑片和鳞屑包绕毛干所形成的发鞘

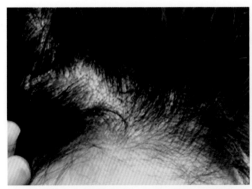
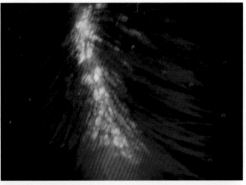

图 3-144　石棉状糠疹。头皮中见境界清楚糠状鳞屑性斑片；伍德灯下见头皮有明显的蓝白色鳞屑斑片

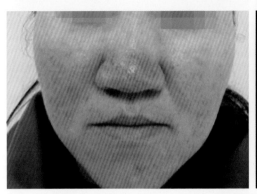
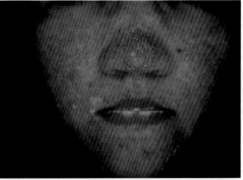

图 2-145　酒渣鼻。患者面中部红斑、丘疹、脓疱和毛细血管扩张，以鼻部为重；伍德灯下鼻部呈蓝紫色斑，间有点状砖红色荧光

4. 脂溢性皮炎（图 3-146）

【临床特点】好发于头面部，表现为淡黄红色斑或斑丘疹，上附油腻性痂屑。

【组织病理】表皮轻度灶性海绵水肿，常有中性粒细胞浸润；真皮浅层血管周围稀疏至中等程度的炎症细胞浸润。

【伍德灯检查】见蓝黑色斑疹，间有针帽大小的砖红色荧光。

5. 皮脂缺乏症（图 3-147）

【临床特点】表现为皮肤干燥、粗糙和糠秕样细薄鳞屑，以下肢伸侧明显，重者可波及全身。

【伍德灯检查】皮损呈蓝白色荧光区，境界清晰。

6. 斑秃（图 3-148）

【临床特点】为头皮大小不等的脱发区，境界清楚，呈圆形至椭圆形，皮肤光滑，无炎症现象。

【组织病理】毛乳头血管周围、毛球及血管丛周围以淋巴细胞为主的浸润。

【伍德灯检查】脱发区呈境界清楚的蓝白色荧光斑。

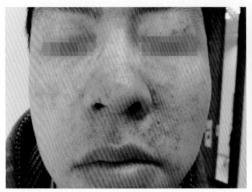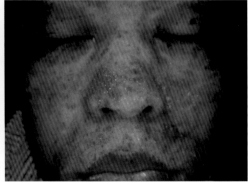

图 3-146　脂溢性皮炎。患者面部正中红色斑丘疹，上有少许油腻性脱屑；伍德灯下见蓝黑色斑，间有针帽大小的砖红色荧光

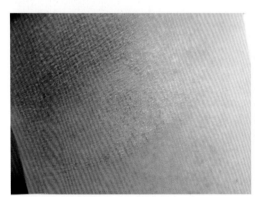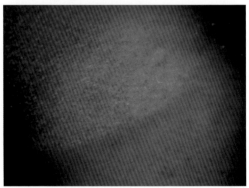

图 3-147　皮脂缺乏症。患者下肢皮肤干燥、脱屑；伍德灯下见蓝白色荧光斑片

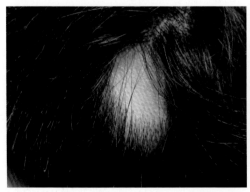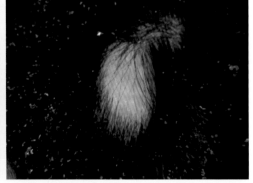

图 3-148　斑秃。患者枕部局限性脱发区；伍德灯下脱发区呈境界清楚的蓝白色斑片

七、代谢障碍性皮肤病

1. 卟啉病（图 3-149）

【临床特征】卟啉病是由于血红素生物合成途径中的酶缺乏引起的一组疾病。卟啉或其前体如 δ - 氨基酮戊酸（ALA）和胆色素原（PBG）生成，浓度异常升高，并在组织中蓄积，由尿和粪中排出。临床分为遗传性和获得性两大类，可主要表现为光敏性皮炎、腹痛和神经精神障碍。主要累及神经系统和皮肤。

【组织病理】各型皮肤卟啉病具有类似的组织病理改变，即真皮乳头血管周围、真皮深层血管及附属器周围有均一的嗜酸性玻璃样物质沉积，后者 PAS 染色阳性。

【伍德灯检查】卟啉具有特征性的红色荧光，伍德灯检查可以用于分析不同标本的卟啉，以鉴别各型卟啉病。伍德灯下可以轻易检测出不同卟啉病患者的牙齿、尿液、骨髓、血液、疱液中过量的卟啉，在样品中加入稀盐酸将原卟啉变成卟啉，可以使荧光更加显著。迟发性皮肤卟啉病患者的尿液标本在伍德灯下显示明亮的粉红、橙黄色荧光；先天性卟啉病患者的牙、尿、骨髓可出现红色荧光；红细胞生成性原卟啉病患者血液中的红细胞在荧光显微镜下发出短暂荧光，而尿液则无荧光。根据不同标本发出的荧光还可以对疾病的病程进行评估，如尿液中出现荧光，提示疾病处于急性期；如粪便标本中出现荧光，提示疾病已到缓解期。

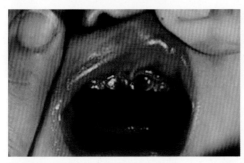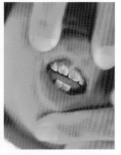

图 3-149　先天性红细胞生成性卟啉病患儿的特征性红齿。伍德灯下牙齿发出红色的荧光（图片来自正文后参考文献）

2. 斑状皮肤淀粉样变病（图 3-150）

【临床特点】多见于上背部肩胛区，为褐色网状或波纹状色素斑点或小丘疹。

【组织病理】表皮轻度角化亢进，基底细胞液化变性；真皮乳头处有均一红染、团块状沉积物，浅层血管周围稀疏淋巴组织细胞浸润及噬黑素细胞。

【伍德灯检查】见网状分布的蓝紫色斑片，上有多数针帽大小的砖红色荧光。

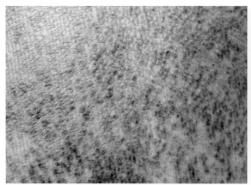
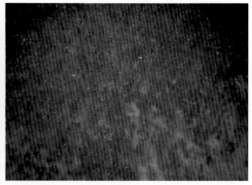

图 3-150　斑状皮肤淀粉样变病。患者背部肩胛区密集点状褐色斑丘疹及色素沉着斑片；伍德灯下见网状分布的蓝紫色斑片，上有多数针帽大小的砖红色荧光

八、寄生虫、昆虫及其他动物性皮肤病

1. 阴虱病（图 3-151）

【临床特点】本病由阴虱寄生人体阴部皮肤所引起，表现为阴毛部剧烈瘙痒，夜间尤甚，主要局限于耻骨部，可见阴毛上黏附的虱卵和缓慢爬行的阴虱，阴毛处皮肤可见抓痕及血痂，患者内裤上常有点状污褐色血迹。

【实验室检查】显微镜下可见虱卵及阴虱。

【伍德灯检查】伍德灯下见阴毛上有明亮、点状的蓝白色荧光（虱卵），阴毛根部皮肤见呈针帽大小的蓝黑色斑点（阴虱）。该特征性表现很容易被发现，伍德灯检查对阴虱病的诊断具有一定意义。

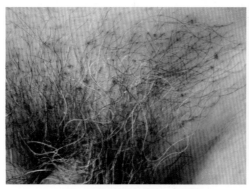
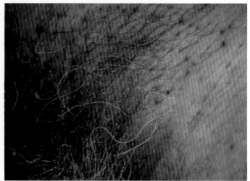

图 3-151　阴虱。患者阴毛处可见阴虱及虱卵；伍德灯下很容易发现点状的蓝黑色斑（阴虱）及阴毛上明亮的蓝白色点状荧光（虱卵）

2. 疥疮 （图 3-152、3-153）

【临床特点】疥疮由人疥螨侵犯皮肤而发病，具有传染性。典型的皮损为针帽大小的丘疹及丘疱疹，好发于手指缝、手腕屈侧、腹股沟、阴部等皮肤薄嫩处或皱褶处，自觉瘙痒，夜间尤甚。指缝皮肤有时可见隧道，男性阴囊、阴茎和龟头表面可形成绿豆大小的疥疮结节。

【实验室检查】在指缝线状损害的末端，用针头挑破皮肤后取材，在显微镜下可找到疥螨。

【组织病理】棘细胞间水肿，偶可见表皮内水疱及虫卵；真皮浅层和深层血管周围及胶原纤维束间有嗜酸性粒细胞等炎症细胞浸润。

【伍德灯检查】伍德灯下指缝、手腕部可见临床不易被发现的疥疮隧道，可协助诊断。

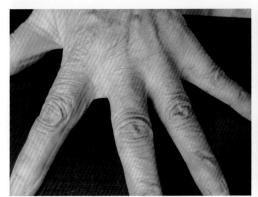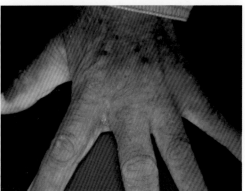

图 3-152　疥疮。疥疮患者手指间的皮损不明显；伍德灯下可见指缝皮肤发出蓝白色条纹荧光，可协助发现和确诊疥疮

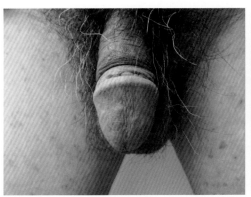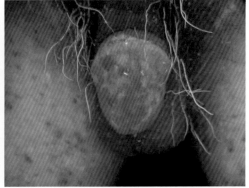

图 3-153　疥疮。患者龟头、阴茎有红色丘疹及结节损害；伍德灯下皮损呈蓝黑色斑，无特异性

九、血管性皮肤病

1. 老年性紫癜（图 3-154）

【临床特点】老年性紫癜是发生于老年人皮肤和皮下组织的一种紫癜，好发于易受外伤的暴露部位，如前臂、手背等部位，为境界清楚、形状不规则的瘀斑。

【组织病理】表皮和真皮萎缩，真皮上部弹力纤维变性，见多数红细胞外溢，无炎症反应。

【伍德灯检查】瘀斑呈蓝黑色，周围皮肤呈现淡黄色、蓝白色斑片（伍德灯下正常老年人皮肤特点）。

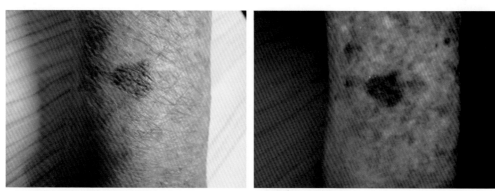

图 3-154　老年性紫癜。患者前臂散在瘀斑；伍德灯下瘀斑呈蓝黑色，周围皮肤呈现淡黄色、蓝白色斑片（伍德灯下正常老年人皮肤特点）

2. 色素性紫癜性皮肤病（图 3-155、3-156）

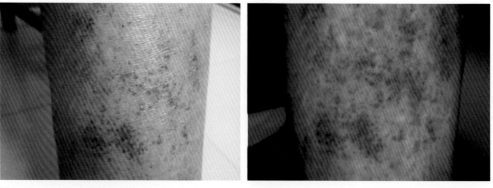

图 3-155　进行性色素性紫癜性皮肤病。患者下肢密集分布针帽大小的红色瘀点；伍德灯下见群集的针帽大小的蓝黑色斑点

【临床特点】本病多见于成年人下肢，尤其是小腿。为针头大小鲜红色或紫红色瘀点及瘀斑，压之不褪色，多无自觉症状。

【组织病理】真皮浅层血管壁增厚，内皮细胞肿胀，血管周围炎症细胞浸润，伴管周红细胞外渗和数量不等的噬含铁血黄素细胞沉着。

【伍德灯检查】皮损呈群集或散在分布的蓝黑色斑点。

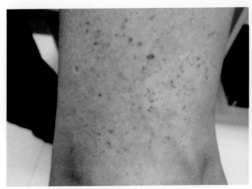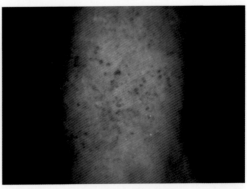

图3-156　进行性色素性紫癜性皮肤病。患者下肢散在分布针帽大小的红色瘀点；伍德灯下见散在分布的针帽大小的蓝黑色斑点

十、遗传性皮肤病

1. 寻常性鱼鳞病（图3-157）

【临床特点】四肢伸侧出现淡褐色或深褐色菱形或多角形鳞屑，皮肤干燥、脱屑。

【组织病理】表皮中度角化过度，颗粒层变薄或缺如，毛囊角栓形成；真皮多正常。

【伍德灯检查】见网状蓝白色纹与蓝黑色斑交织。

2. 表皮松解性角化过度鱼鳞病（图3-158）

【临床特点】表皮松解性角化过度鱼鳞病又称大疱性先天性鱼鳞病样红皮病。患者出生时全身覆着铠甲样厚屑，生后脱落，皮肤泛红，起水疱及大疱。成人时四肢屈侧及皱褶部位皮肤呈灰褐色增厚、脱屑。

【组织病理】表皮角化过度，颗粒层增厚，内含大小不等、不规则透明角质颗粒，棘细胞可松解形成水疱。

【伍德灯检查】皮肤条状纹理清晰，表面有蓝白色细碎斑点。

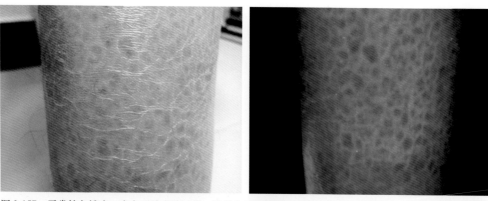

图 3-157　寻常性鱼鳞病。患者下肢皮肤干燥，附着鱼鳞样鳞屑；伍德灯下见网状的蓝白色纹与蓝黑色斑交织

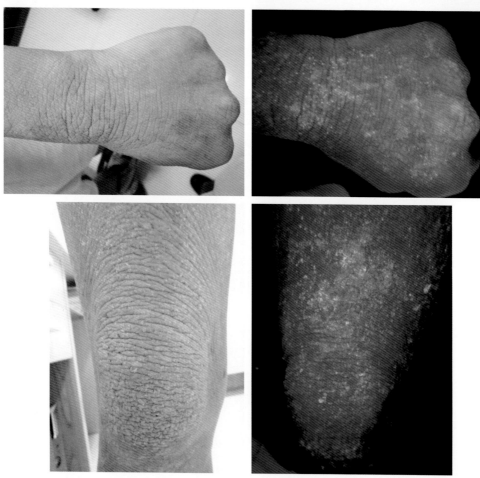

图 3-158　表皮松解性角化过度鱼鳞病。患者腕关节及膝关节伸侧皮肤呈淡红色，皮肤增厚、纹理增粗，表面干燥脱屑；伍德灯下皮肤条状纹理清晰，表面有蓝白色细碎斑点

十一、皮肤肿瘤

1. 色素痣（痣细胞痣）（图 3-159）

【临床特点】色素痣可发生于身体任何部位的皮肤和黏膜。皮损为扁平或略隆起的斑疹和斑丘疹，也可呈半球状、乳头瘤状或有蒂，表面光滑，可有或无毛发，单发或多发，可呈肤色、棕色、褐色、蓝黑色或黑色。临床有交界痣、混合痣和皮内痣 3 种类型。

【组织病理】痣细胞多排列成巢状，位于表皮内和（或）真皮内，细胞内含有大量色素。

【伍德灯检查】伍德灯照射下皮损呈境界清楚的蓝黑色斑。

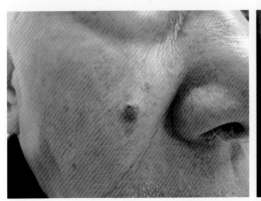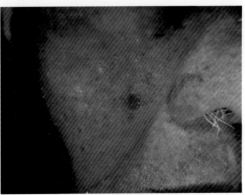

图 3-159　色素痣。右侧面部黑色斑丘疹；伍德灯下皮损呈境界清楚的蓝黑色斑

2. 汗管瘤（图 3-160）

【临床特点】汗管瘤多累及青年女性，常对称分布于眼睑周围。皮损呈肤色、淡黄色或褐黄色半球形或扁平丘疹，直径 1 ~ 3 mm，密集而不融合。

【组织病理】真皮内可见较多小导管，腔内含无定形物质，管壁由两排上皮细胞构成。

【伍德灯检查】伍德灯下皮损的表现无特异性，与周围正常皮肤无明显差异。

3. 血管瘤（樱桃样血管瘤）（图 3-161）

【临床特点】血管瘤最常见于老年人（也称老年性血管瘤），亦可见于中青年，好发于躯干和四肢近端，为鲜红色或樱桃色丘疹，大小不等，呈隆起性半球形损害。

【组织病理】真皮见许多管腔狭窄的新生毛细血管和主要由内皮细胞排列而成的小叶。

【伍德灯检查】皮损呈蓝黑色至紫黑色斑片，与周围皮肤色差明显，境界清楚。

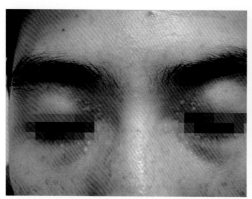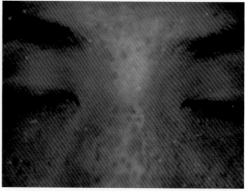

图 3-160　汗管瘤。患者眼周散在分布淡黄色的扁平丘疹；伍德灯下汗管瘤的皮损无特殊表现，鼻背部雀斑显现黑色斑点

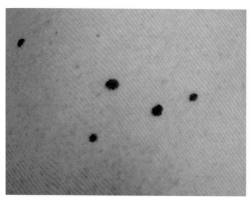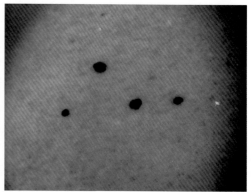

图 3-161　樱桃样血管瘤。患者躯干散在豆粒大小的暗红色斑丘疹；伍德灯下呈境界清楚的蓝黑色至紫黑色斑点

4. 鲜红斑痣（图 3-162）

【临床特点】鲜红斑痣表现为大小不等的红色或暗红色斑片，压之褪色，去除压力恢复，也称毛细血管扩张性痣。

【组织病理】真皮乳头层毛细血管扩张，无内皮细胞增生。

【伍德灯检查】伍德灯下皮损呈蓝黑色斑片，无特异性。

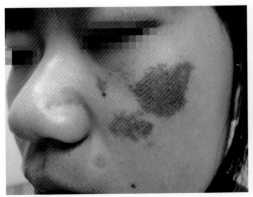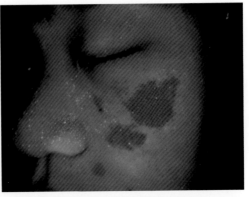

图 3-162　鲜红斑痣。患者左侧面颊红色斑片；伍德灯检查显示皮损呈境界清楚的蓝黑色斑片

5. 化脓性肉芽肿（毛细血管扩张性肉芽肿）（图 3-163、3-164）

【临床特点】常发生在身体容易外伤的部位，如头面部及手足等部位。为鲜红或棕红色丘疹或结节，表面易破溃出血和结血痂。

【组织病理】隆起肿瘤周围正常表皮组织向内生长，形成一收缩带，似领圈状。真皮内见内皮细胞聚集成实体状，多数血管腔的内皮细胞增生、肿胀，并突向管腔。

【伍德灯检查】损害呈境界清楚的蓝黑色斑，中心为黑色隆起。

6. 皮脂腺异位（图 3-165）

【临床特点】皮损为多发性群集的针尖大小的黄色丘疹，多见于唇红缘及包皮内板。

【组织病理】皮脂腺导管周围出现成群成熟的皮脂腺小叶。

【伍德灯检查】皮损处见针尖大小的黄色斑点，不甚清楚，无特异性。

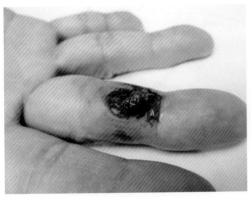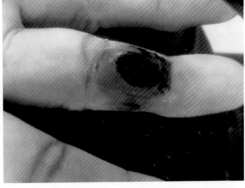

图 3-163　手指化脓性肉芽肿。患者中指中节局限性红色结节，表面破溃出血；伍德灯下损害呈黑色隆起

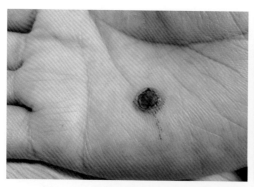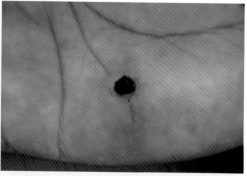

图 3-164　化脓性肉芽肿。患者手掌部位见局限性红色结节；伍德灯下呈境界清楚的黑色隆起

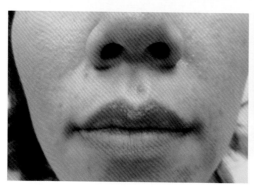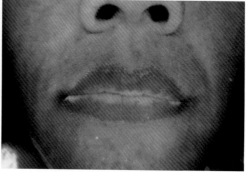

图 3-165　皮脂腺异位。患者唇缘处群集针尖大小的黄色丘疹；伍德灯下唇缘处显示针尖大小的黄色斑点，不甚清楚，无特异性

7. 皮脂腺增生（图 3-166、3-167）

【临床特点】由于老年人皮肤内正常皮脂腺增大所致，又名老年性皮脂腺增生。皮损可单发或多发，为直径 2～3 mm 半球状、淡黄色或黄色的圆形隆起，中间常见脐状凹陷。

【组织病理】多数皮损由一很大的皮脂腺组成，中央有一根大的皮脂腺导管，周围有很多皮脂腺小叶成群围绕，皮脂腺位置较浅，常与表皮相连。

【伍德灯检查】伍德灯下皮损表现不明显，与周围正常皮肤无明显差异。

8. 多发性脂囊瘤（图 3-168）

【临床特点】本病可发生于各年龄段，好发于前胸中下部，皮损少则数个，多达数百个。早期皮损小、有圆顶、半透明状，直径数毫米至 1～2 cm，通常隆起，可以移动，表面皮肤正常，随着年龄增长逐渐呈黄色。皮损较大者柔软，较小者如橡皮样。通常无自觉症状，无压痛。切开病损后可见油样液体，略透明，有的浑浊如牛奶状或奶酪状。

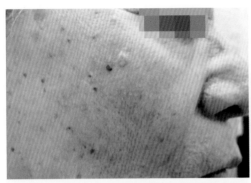 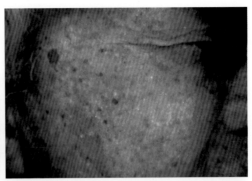

图 3-166 皮脂腺增生。右侧面部淡黄色、半球状丘疹；伍德灯下皮损的表现不明显

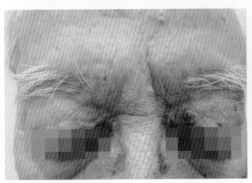 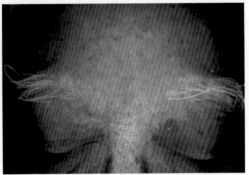

图 3-167 皮脂腺增生。前额淡黄色丘疹，中间有凹陷；伍德灯下皮损的表现不明显

【组织病理】囊肿位于真皮内，囊壁由数层鳞状上皮组成，常有褶皱并可见皮脂腺小叶。

【伍德灯检查】伍德灯下皮损的表现无特异性，与周围正常皮肤无明显差异。

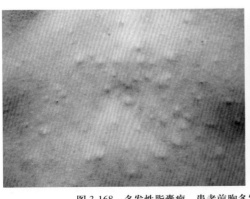 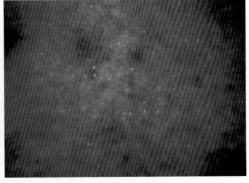

图 3-168 多发性脂囊瘤。患者前胸多发性皮色小结节；伍德灯下表现不明显

9. 皮脂腺痣（图 3-169）

【临床特点】常发生于新生儿或幼儿期，好发于头面部或颈部。皮损呈局限性稍隆起的斑块，呈淡黄或黄褐色，边缘清楚。常为单发，偶见多发或泛发，有些呈线状排列。头皮皮损处可部分或完全秃发。儿童期皮损隆起不明显，呈蜡样外观；青春期皮损肥厚呈疣状；老年期皮损多呈结节状增殖，可继发其他附属器肿瘤。

【组织病理】表皮呈乳头瘤样增生，真皮可见大量成熟或接近成熟的皮脂腺。

【伍德灯检查】伍德灯下皮损表现无特异性，与周围正常皮肤反差不明显。

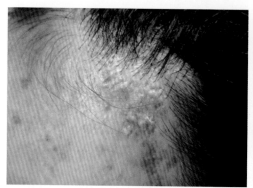 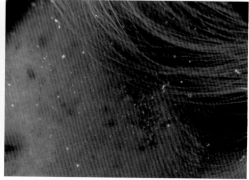

图 3-169　皮脂腺痣。患者左前额黄褐色斑块；伍德灯下皮损的表现不明显

10. 疣状痣（线状表皮痣）（图 3-170）

【临床特点】本病可发生于身体的任何部位，通常在出生时或生后不久发生。大多为单侧局限性，呈线状或条带状分布的乳头状隆起性损害，皮损呈灰褐色至棕褐色。

【组织病理】表皮角化过度，棘层肥厚，表皮突下延，基层色素增多；表皮呈

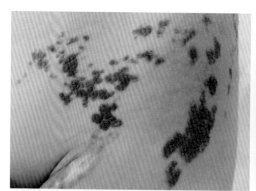 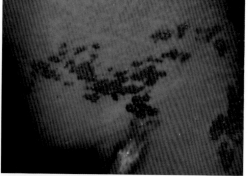

图 3-170　疣状痣。患者左侧腹部及大腿见带状分布的棕褐色乳头状隆起，图片左下部色素减退斑为既往 CO_2 激光治疗所遗留的瘢痕；伍德灯下皮损呈带状分布蓝黑色斑，境界清楚。下面亮蓝白色斑为 CO_2 激光所留色素减退斑

乳头瘤状增生。

【伍德灯检查】伍德灯下皮损呈带状分布的蓝黑色斑，与周围正常皮肤差异明显，境界清楚。

11. 脂溢性角化病（图 3-171、3-172）

【临床特点】为淡褐色至深褐色，境界清楚，表面粗糙或呈轻度乳头状隆起皮面的肿物，好发于面部及手背等部位。皮损大多在 40 岁后出现，随年龄增长而逐渐增多。

【组织病理】表皮角化过度，棘层肥厚及乳头瘤样增生，可见假性角囊肿，瘤体宽度大于高度，下缘与周围正常表皮平齐；真皮浅层炎症浸润细胞稀少或无，可见程度不等的日光性弹力组织变性。

【伍德灯检查】伍德灯下皮损无明显特异性表现。

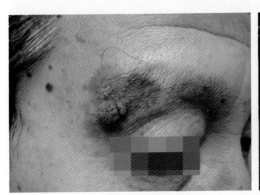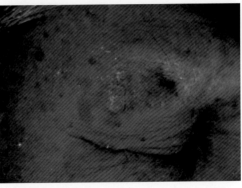

图 3-171　脂溢性角化病。右眉外侧红褐色斑片，上有疣状增生物；伍德灯下皮损呈境界清楚的蓝黑色斑，表面有蓝白色斑点

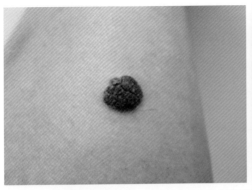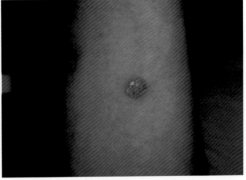

图 3-172　前臂脂溢性角化病。患者前臂黑褐色疣状增生物；伍德灯下皮损呈境界清楚的蓝黑色增生物，表面有蓝白色斑点

12. 日光性角化病（图 3-173）

【临床特点】多见于老年人，好发于暴露于日光的部位如头面部等。典型损害为淡红色或淡褐色直径 1 cm 左右的圆形或椭圆形斑丘疹，表面粗糙，上有少许鳞屑但不易被刮去。单发或多发，属于癌前期病变。

【组织病理】表皮下层有不典型角质形成细胞，细胞排列有些紊乱，呈芽蕾状进入真皮乳头层；真皮浅层胶原有明显的日光性弹力变性和程度不等的炎症细胞浸润。

【伍德灯检查】伍德灯下皮损呈蓝紫色斑，无明显特异性。

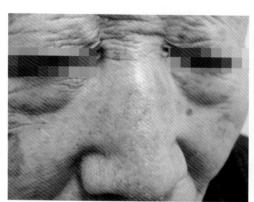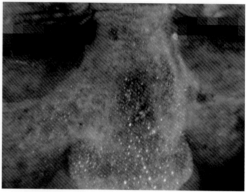

图 3-173　日光性角化病。患者鼻背部红褐色斑片；伍德灯下皮损呈蓝紫色斑，无特异性

13. 鲍恩病（图 3-174）

【临床特点】为暗红色、棕红色或褐色斑块，上附鳞屑、结痂，境界清楚，但边缘不甚规则。皮损大，多为单发，可演变为鳞状细胞癌。

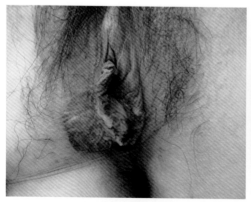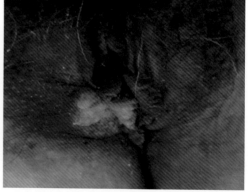

图 3-174　鲍恩病。患者右侧阴唇之间红褐色和黑色斑片；伍德灯下皮损呈蓝黑色斑块，表面有蓝白色荧光

【组织病理】全层表皮内有不典型的角质形成细胞和角化不良细胞，表皮真皮界线清楚，基底膜完整；真皮浅层有中等密度的以淋巴细胞为主的炎症细胞浸润。

【伍德灯检查】伍德灯下皮损呈蓝黑色斑块，表面有蓝白色荧光，界限较清。

14. 鲍恩样丘疹病（图 3-175）

【临床特点】鲍恩样丘疹病为黑褐色或红褐色扁平状丘疹，表面呈磨砂玻璃样或天鹅绒样外观。好发于男性包皮及阴茎、女性大小阴唇及阴道口周围，也可发生于会阴部及肛周。

【组织病理】表皮全层或中下层不典型细胞增生，部分中上棘细胞层有空泡化细胞，基底细胞层完整；真皮浅层有不同程度的炎症细胞浸润及噬黑素细胞。

【伍德灯检查】伍德灯下皮损呈蓝黑色斑块，界限较清。

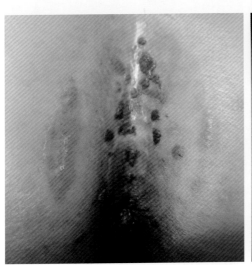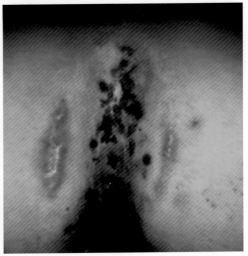

图 3-175 鲍恩样丘疹病。患者肛周散在分布黑色扁平斑丘疹；伍德灯下皮损呈黑色斑块，境界清楚

15. 基底细胞癌（图 3-176、3-177）

【临床特点】基底细胞癌的表面有蜡样光泽，并有许多扩张毛细血管的结节或斑块，边缘有珍珠样隆起。好发于中老年人。临床上分为浅表型、色素型、结节溃疡型和硬斑病样型。

【组织病理】瘤体由基底样细胞组成，肿瘤周围的细胞呈栅栏状排列，瘤体与周围组织间常出现裂隙。

【伍德灯检查】伍德灯下无明显特异性表现，损害呈蓝黑色斑，境界较清。

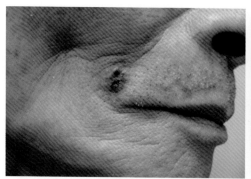
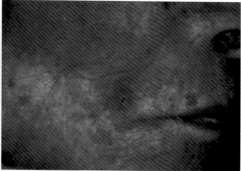

图 3-176　基底细胞癌。患者右口角上部黑色斑丘疹；伍德灯下损害呈蓝黑色斑，无特异性

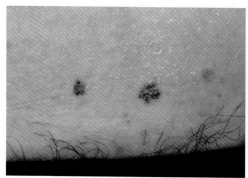
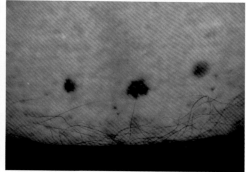

图 3-177　多发性基底细胞癌。患者躯干散在分布多发性黑色斑片；伍德灯下损害呈境界清晰的深黑色斑

16. 鳞状细胞癌（图 3-178、3-179）

【临床特点】初起为暗红色或肉色的斑块或结节，中央常有溃疡或呈菜花状增生。以后损害逐渐向四周扩展，溃疡也渐增大、加深，溃疡底部高低不平，有乳白色颗粒及坏死组织，上有黏稠的脓液及分泌物，有异常臭味。

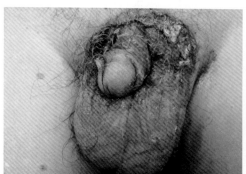
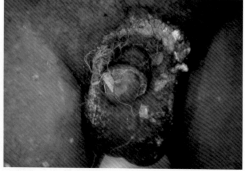

图 3-178　鳞状细胞癌。患者的阴茎、阴茎根部及阴囊皮肤溃烂、结痂；伍德灯下损害呈蓝紫色斑和黄色荧光痂屑

【组织病理】不典型角质形成细胞增生，并向下生长进入真皮网状层；出现角化不良细胞和角珠；肿瘤细胞的非典型性表现为核大小不一，染色质丰富，染色深，处于丝状分裂相的细胞数目多，达到真皮网状层或更深组织，附属器亦常受累。

【伍德灯检查】伍德灯下损害无明显特异性，由于多种损害同时存在，故发出不同颜色的荧光。

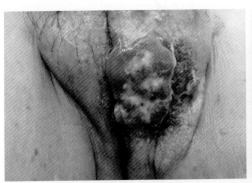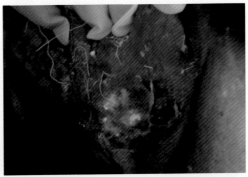

图 3-179　鳞状细胞癌。患者阴囊部肿瘤增生，表面溃烂，有脓性分泌物；伍德灯下损害呈蓝紫色斑块，表面发出蓝白色荧光

17. 乳房外 Paget 病（图 3-180）

【临床特点】可累及两性，好发于男性阴茎根部、阴囊、肛周及女性外阴处，皮损为界限清楚的红色浸润性斑片或斑块，表面呈湿疹样，有糜烂、渗出或结痂。

【组织病理】表皮内单个或呈巢状排列的圆形或椭圆形 Paget 细胞，胞体大，胞质丰富而淡染；真皮内伴慢性炎症细胞浸润。

【伍德灯检查】伍德灯下损害呈蓝紫色斑块，表面有蓝白色斑点，界限不甚清楚。

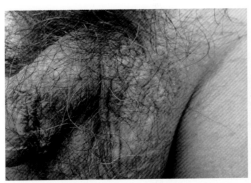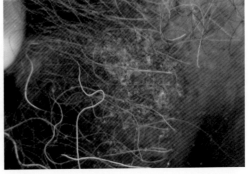

图 3-180　乳房外 Paget 病。患者的阴茎根部及阴囊浸润性斑块；伍德灯下损害呈蓝黑色斑块，表面出现细碎的蓝白色斑点

十二、其他皮肤病

1. 环状肉芽肿（图 3-181）

【临床特点】为肤色、淡红色或红褐色实性丘疹或结节，彼此融合或排列成环状。皮肤损害可单发或多发，好发于手、足背；播散型可广泛分布于全身，尤其是四肢伸侧。

【组织病理】表皮一般正常，真皮全层的胶原束之间组织细胞排列成栅栏状或小的集合，可见多核细胞；浅层和深层血管丛周围淋巴组织细胞浸润。

【伍德灯检查】皮肤损害呈圆环状，边缘发出鲜红色荧光，中心部位与周围正常皮肤类似。

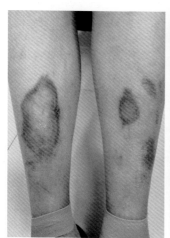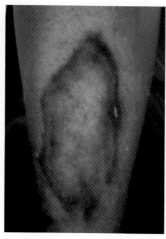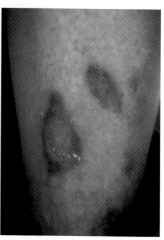

图 3-181　环状肉芽肿。双侧胫前环状红褐色斑片；伍德灯下损害的边缘发出鲜红色荧光，境界清晰

2. 硬化萎缩性苔藓（图 3-182、3-183）

【临床特点】以中青年女性多见，好发于躯干和外阴，早期为周围绕以红晕的扁平白色丘疹，常聚集排列。后期皮疹融合成界限清楚的白色萎缩硬化性斑块，周围可见典型的瓷白色丘疹。

【组织病理】表皮萎缩变薄、表皮突变平和毛囊角栓；真皮乳头层明显均一化、硬化，其中毛细血管扩张；真皮浅层血管周围稀疏淋巴组织细胞浸润和噬黑素细胞。

【伍德灯检查】硬化中心区域呈蓝黑色斑，边缘呈现蓝白色荧光。

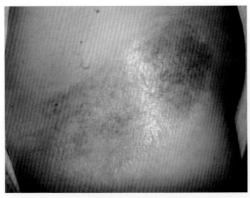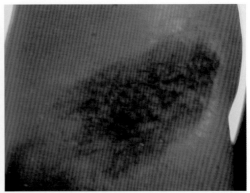

图 3-182　硬化萎缩性苔藓。患者大腿黄褐色硬化性斑块，周围色素减退；伍德灯下显示硬化中心区域为蓝黑色斑，边缘呈现蓝白色荧光

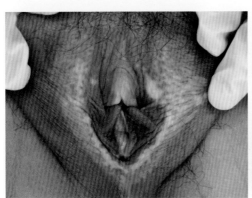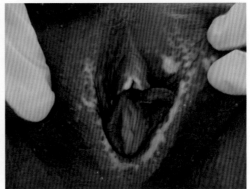

图 3-183　硬化萎缩性苔藓。患者外阴皮肤硬化，色素脱失；伍德灯下见蓝白色荧光斑

3. 硬皮病（图 3-184）

【临床特点】早期为淡红色浸润性斑块，边缘有一圈紫红色晕，以后皮损中央渐呈黄白色，触之发硬，有局限性和系统性硬皮病两种类型。系统性硬皮病可伴有色素异常，如色素沉着、色素脱失等。

【组织病理】表皮大致正常或变薄；真皮浅、深层血管周围及皮下脂肪中炎症细胞浸润减少乃至消失；皮下组织间隔增宽，皮下脂肪小叶部分被新生硬化的胶原所代替，皮肤附属器减少甚至消失；小汗腺腺体相对上移。

【伍德灯检查】系统性硬皮病可伴有色素异常，伍德灯下呈现蓝黑色斑或亮蓝白色斑片。

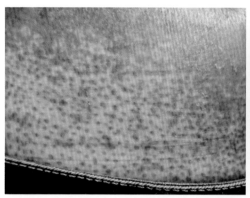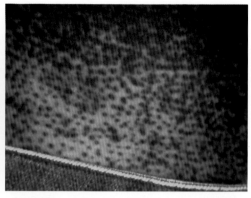

图 3-184　系统性硬皮病。患者腰腹部大面积皮肤硬化，伴色素脱失；伍德灯下见蓝白色斑，间有蓝黑色斑点

4. 类天疱疮（图 3-185）

【临床特点】皮肤损害为红斑基础上的张力性大疱，疱壁厚，尼氏征阴性。

【组织病理】表皮下疱，疱内及真皮浅层有较多嗜酸性粒细胞浸润。

【伍德灯检查】伍德灯下皮损呈蓝紫色斑，破溃处有蓝白色斑点，无特异性。

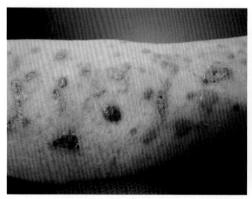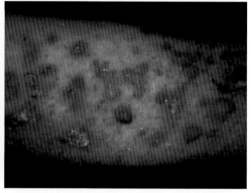

图 3-185　类天疱疮。患者上肢散在红斑、水疱及结痂；伍德灯下皮损呈蓝紫色斑，破溃处有蓝白色斑点，无
　　　　　特异性

5. 家族性良性慢性天疱疮（图 3-186）

【临床特点】家族性良性慢性天疱疮的皮损好发于颈、腋窝、腹股沟等间擦部
位，局部水疱、糜烂、增生、结痂。

【组织病理】基底细胞层上水疱，表皮全层或下半部棘层细胞松解。

【伍德灯检查】伍德灯下红斑处呈现蓝黑色斑片，其间有砖红色荧光。

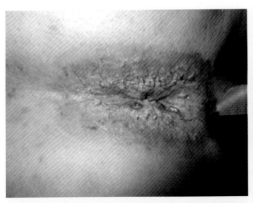
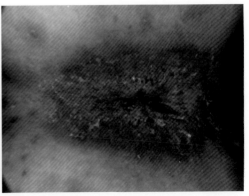

图 3-186 家族性良性慢性天疱疮。患者肛周糜烂性红斑、浸渍；伍德灯下红斑处呈现蓝黑色斑片，其间有砖红色荧光

6.寒冷性多形红斑（图 3-187）

【临床特点】寒冷性多形红斑也称多形红斑型冻疮，女性多见，好发于暴露部位，皮肤损害为红色水肿性丘疹或紫红色斑，中央可有水疱和虹膜样斑。

【组织病理】表皮细胞内、外水肿，可见区域性坏死，基底细胞液化，表皮下水疱形成。真皮上部毛细血管扩张、充血，有炎症细胞浸润。

【伍德灯检查】缺乏特异性，为蓝黑色斑点。

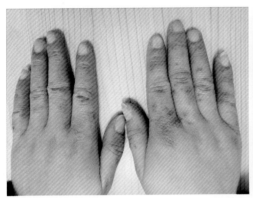
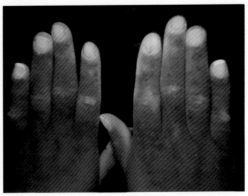

图 3-187 寒冷性多形红斑。患者双手指背侧出现虹膜状水肿性斑；伍德灯下皮损显示为蓝黑色斑点

7.单纯糠疹（白色糠疹）（图 3-188）

【临床特点】面部散在圆形或椭圆形的色素减退斑，上附少许细碎鳞屑，境界略清楚，无自觉症状。病程呈慢性，可自行消退，也可反复发作。

【组织病理】表皮局灶性角化不全和棘细胞间海绵水肿，真皮浅层血管周围稀疏淋巴细胞浸润；电子显微镜检查显示皮损处活动性黑素细胞的数目减少，黑素颗粒减少且变小。

【伍德灯检查】伍德灯下白色糠疹的白斑与白癜风所形成亮蓝白色斑明显不同，荧光强度明显减弱。伍德灯对白色糠疹的诊断及其与白癜风的鉴别诊断具有一定的价值。

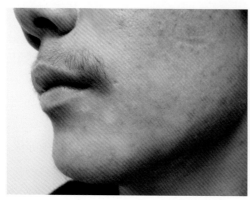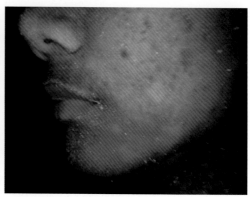

图 3-188　白色糠疹。患者面部下颌部散在境界不清的色素减退斑，上有细碎脱屑。伍德灯下上述部位可见淡蓝白色荧光，与周围正常皮肤界限尚清；与白癜风患者所形成亮蓝白色斑明显不同，荧光强度明显减弱

8. 胼胝（图 3-189）

【临床特点】由于手足骨突起部分长期受压和摩擦引起的局限性、扁平状角质增生性损害，皮肤损害为境界不清的淡黄色或蜡黄色扁平或丘状隆起性角质斑块，局部质硬，稍透明。

【伍德灯检查】可见界限清晰的蓝白色或柔和的黄色斑块。

9. 萎缩纹（图 3-190）

【临床特点】初期为紫红色稍隆起的条纹状斑，以后变为白色、轻度凹陷的皮肤萎缩纹。

【组织病理】真皮弹力纤维增多，胶原纤维束变细；特殊染色见多数断裂的弹力纤维。

【伍德灯检查】见条纹状斑蓝黑色荧光，境界清晰。

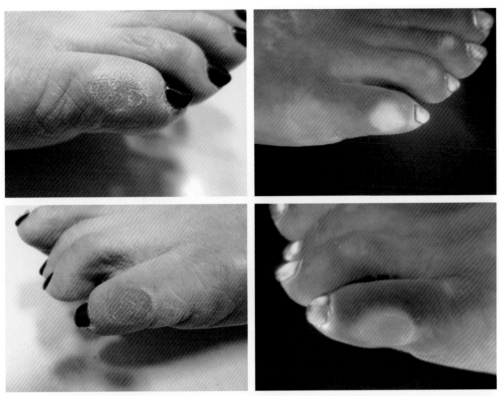

图 3-189　胼胝。双侧足部小趾外缘有淡黄色、局限性角化斑，甲板经过"美甲"；伍德灯下见界限清晰的蓝
　　　　　白色及柔和的黄色斑块，"美甲"处有明亮的蓝白色荧光

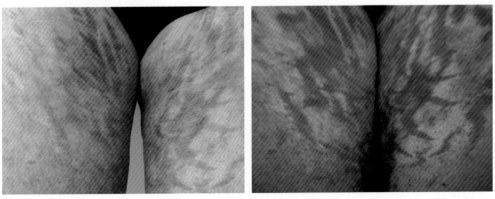

图 3-190　萎缩纹。患者双侧大腿内侧紫红色条纹状萎缩斑；伍德灯下见条纹状蓝黑色斑，境界清晰

第四章

伍德灯在
物质检测、疾病鉴别与
疗效判断方面的应用

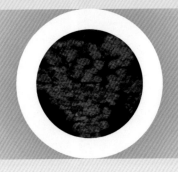

一、伍德灯对化妆品、药物或工业荧光物质的检测

一些皮肤外用药物涂抹于皮肤表面，在伍德灯照射下局部可发出境界清楚的不同颜色的荧光（图 4-1），一些美白面膜也含有荧光剂成分（图 4-2）。利用这一特点，伍德灯可用于检测患者接触某些物质的部位和范围，也可用于监控局部外用药物情况，检测患者使用药物的依从性和正确性，监控局部用药的效率。伍德灯可用于某些皮肤病的检测，显示可能接触的某些过敏原在皮肤上的分布，或曾使用哪些药物（图 4-3 ～ 图 4-8）。部分内服药物也可以在体表呈现不同的荧光，如四环素或普罗帕酮（米帕林）可能在皮肤、牙齿和指甲中沉积，四环素牙在伍德灯下显示黄色荧光。外用四环素在伍德灯下即刻呈现珊瑚红色荧光，几分钟后这种荧光变为黄色。

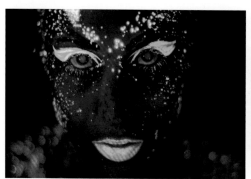

图 4-1　用伍德灯显示化妆品荧光（引自 discovery. 163.com/photoview/4T8F0001/42327.html#p= 9JBLU73N4T8F0001）

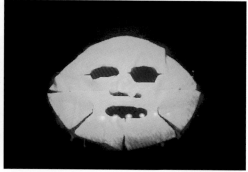

图 4-2　含有荧光剂成分的美白面膜（引自 www.e23.cn）

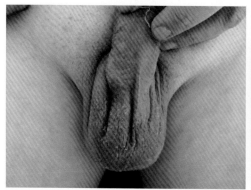

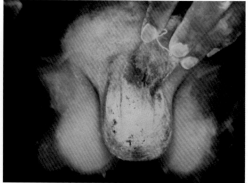

图 4-3　对于阴囊湿疹患者，伍德灯可以显示局部曾外用药物湿敷所呈现的黄绿色荧光

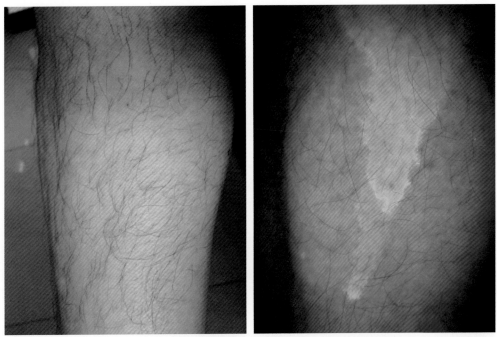

图 4-4 伍德灯下显示局部外用云南白药气雾剂所呈现的黄白色荧光

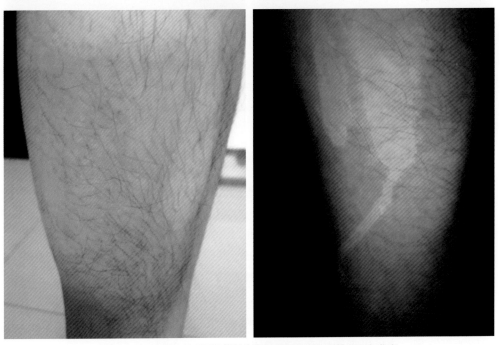

图 4-5 用伍德灯显示局部外用伤科灵喷雾剂所呈现的蓝白色荧光

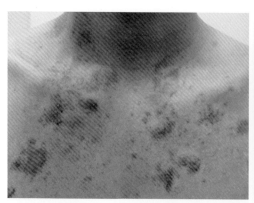
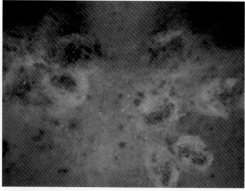

图 4-6　对于马拉色菌毛囊炎患者，伍德灯可以显示局部曾外用药物所呈现黄色荧光

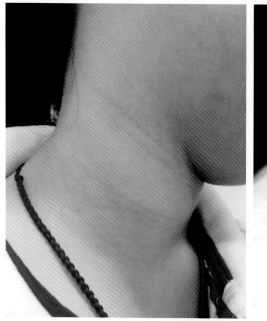
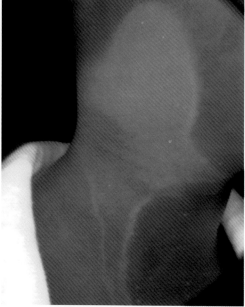

图 4-7　伍德灯下显示局部外用花露水所呈现的境界清楚的蓝白色荧光

　　伍德灯已被用来作为一种预防性措施，检测工业防护药物的使用情况。在工作场所监视和防护较高风险职业的工人正确使用防护药物，为了了解工人防护药膏的使用情况，可以在药膏中掺入荧光剂，涂抹药膏区域的皮肤在伍德灯下可显示荧光，没有荧光的部位通常容易发生刺激性皮炎。还可用伍德灯观察化妆粉底或防晒霜的使用，监测化妆品使用情况（图 4-10），如哪些部位未涂到防晒霜则容易发生日晒伤；用伍德灯监测白癜风患者外用遮盖剂的使用情况（图 4-11、4-12）。

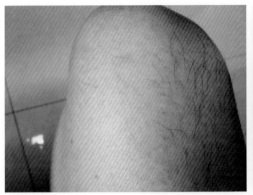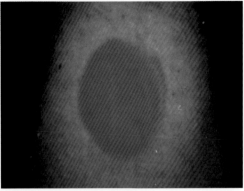

图 4-8　伍德灯下显示局部外用龙珠软膏所呈现的浅紫红色荧光

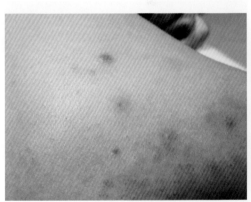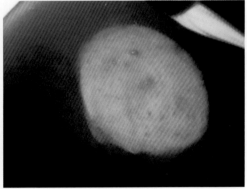

图 4-9　伍德灯下显示局部外用姜黄消痤搽剂所呈现的黄绿色荧光

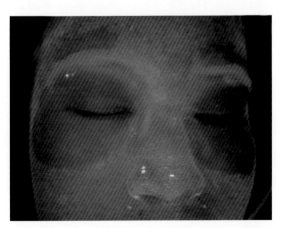

图 4-10　伍德灯下显示面部外用粉底霜的妆容，可见眼周
　　　　未使用粉底霜

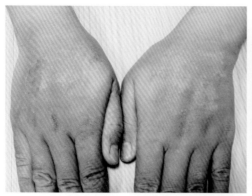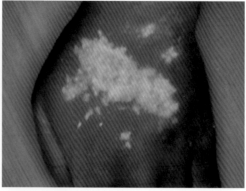

图 4-11　用伍德灯可以发现白癜风患者所使用的遮盖剂

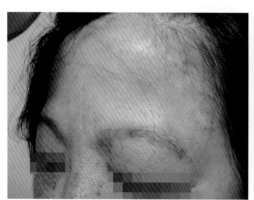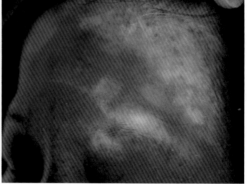

图 4-12　伍德灯检查用以评估白癜风患者外用遮盖剂是否均匀、充分

二、伍德灯在皮肤病鉴别诊断中的应用

　　伍德灯检查还可用于排除某些可疑的皮肤疾病，尤其在临床表现十分相似的皮损，但又不能用同一种疾病解释的时候，通过伍德灯检查，可排除某些疑似皮肤病，有助于明确疾病的诊断。例如，头皮出现局限的非瘢痕性脱发时，需要与斑秃、拔毛癖、脂溢性脱发和头癣鉴别，可应用伍德灯检查，排除真菌感染。

　　（1）排除某些疑似皮肤疾病

　　举例一　过敏性皮炎（图 4-13）

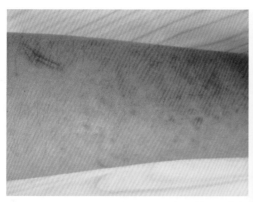

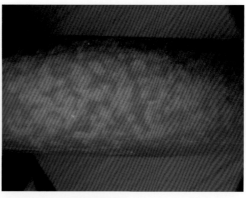

图 4-13 疑似过敏性皮炎在自然光和伍德灯下的图像对照

临床所见：患者上肢散在多发性红斑，伍德灯下红斑处显现鲜亮的红色荧光，而一般我们所见的红斑皮损在伍德灯下为淡淡的黑色斑片，重新审视患者上肢红斑并用酒精棉球擦拭，红斑完全消失，证明患者是人工染色所致。

举例二　带状疱疹（图 4-14）

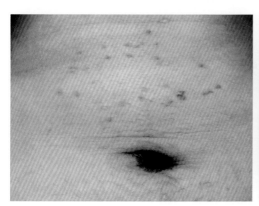

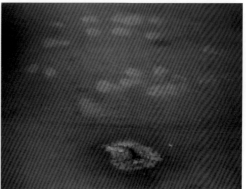

图 4-14 疑似带状疱疹在自然光和伍德灯下的图像对照

临床所见：患者腹部群集分布红色斑丘疹，当地医院诊断为带状疱疹。来我院就医，伍德灯下显现鲜亮的红色荧光斑点并明显越过身体中线，一般炎性、过敏性红斑丘疹在伍德灯下表现为淡淡的黑色斑点，不会出现鲜亮的红色荧光。这也是人工染色所致。

举例三　丘疹性荨麻疹（图 4-15）

临床所见：患者因上肢出现貌似红色丘疹样风团而就医。伍德灯下显现鲜亮的红色荧光斑点，排除了丘疹性荨麻疹可能，明确为人工染色所致。

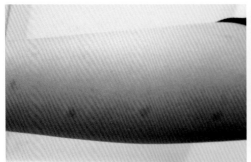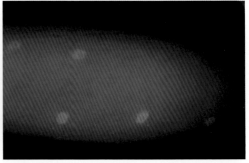

图 4-15　疑似丘疹性荨麻疹在自然光和伍德灯下的图像对照

【说明与分析】以上 3 例就医者均为高中学生，可能由于学习和高考压力造成心理负担加重，使用彩色水笔人为所致，以引起家长重视。家长均高度紧张，急忙带孩子就医。在伍德灯检查排除患有皮肤疾病后，给予家长和学生必要的心理疏导和解释，以缓解他们的压力。

（2）对皮肤病进行鉴别

举例一　玫瑰糠疹与银屑病（图 4-16、4-17）

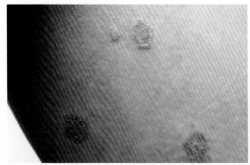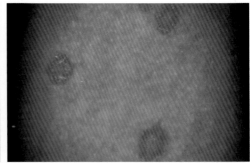

图 4-16　玫瑰糠疹在自然光和伍德灯下的图像对照

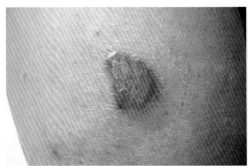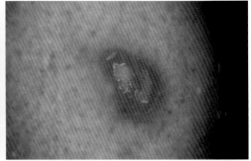

图 4-17　银屑病在自然光和伍德灯下的图像对照

　　临床鉴别：这两例患者（玫瑰糠疹与银屑病）的临床皮损相似。伍德灯下玫瑰糠疹显现环状外观，中心浅色黑斑、边缘黑色加深，无砖红色荧光；伍德灯下银屑病皮损透射出砖红色荧光，可加以鉴别。

　　举例二　神经性皮炎与银屑病（图 4-18 ～图 4-21）

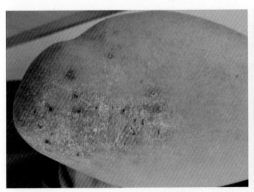
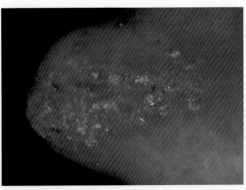

图 4-18　肘部神经性皮炎在自然光和伍德灯下的图像对照

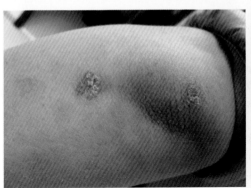
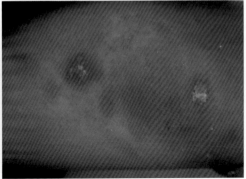

图 4-19　肘部银屑病在自然光和伍德灯下的图像对照

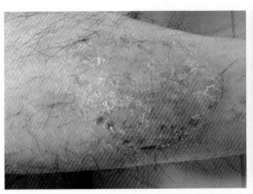
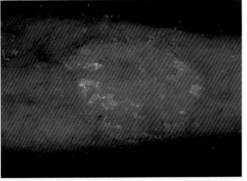

图 4-20　小腿神经性皮炎在自然光和伍德灯下的图像对照

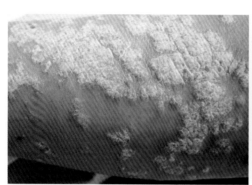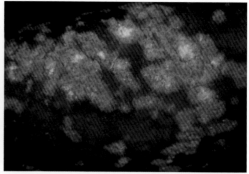

图 4-21　小腿银屑病在自然光和伍德灯下的图像对照

临床鉴别：上述患者（神经性皮炎与银屑病）皮损部位和临床皮损相似。伍德灯下神经性皮炎显现蓝黑色斑，上有蓝白色荧光（鳞屑），无砖红色荧光；伍德灯下银屑病皮损透射出砖红色荧光，鳞屑部位砖红色荧光尤为明显，可加以鉴别。

举例三　无色素痣与白癜风（图 4-22、4-23）

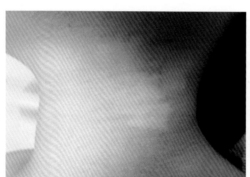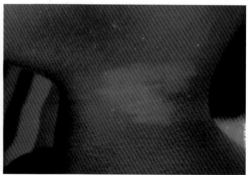

图 4-22　颈部无色素痣在自然光和伍德灯下的图像对照

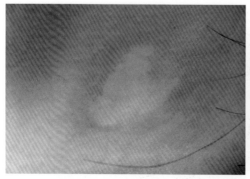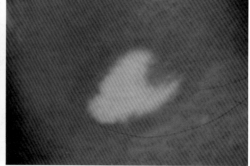

图 4-23　颈部白癜风在自然光和伍德灯下的图像对照

临床鉴别：这两例患者（无色素痣与白癜风）的临床皮损形态十分相似；如果不具备伍德灯诊断经验，就是使用伍德灯在暗室环境检查，也无法确定诊断，所以一定要借鉴图谱来对比，其差异性就显而易见了。无色素痣在伍德灯下显现境界清楚的蓝白色荧光斑，但白斑亮度与周围皮肤反差不明显。白癜风在伍德灯下显现境界清楚的亮蓝白色荧光，白斑亮度与周围皮肤反差极为明显，白斑周围还清晰可见色素加深带，呈环状包绕。因此，两者可通过白斑亮度和与周围皮肤的色差加以鉴别。

举例四　股癣与红癣（图4-24、4-25）

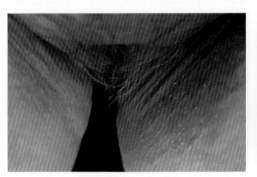 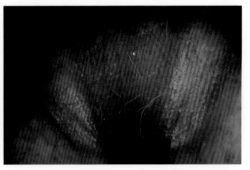

图4-24　股癣在伍德灯下多不发红色荧光　　　　图4-25　红癣在伍德灯下具有珊瑚红色荧光

临床鉴别：股癣与红癣的临床表现和发生部位极其相似，但临床上红癣却很少被诊断，其中部分病例被误诊或漏诊。多数股癣患者的皮损在伍德灯下无红色荧光，而红癣都具有珊瑚红色荧光，伍德灯检查可非常方便地在门诊及时对股癣与红癣做出鉴别，指导临床早期明确诊断和早期药物治疗。

三、用于判断和评估疾病的治疗效果

伍德灯可用于对某些皮肤病的治疗效果和进展做出判断，对评判临床疗效、把握临床治疗方向大有裨益。例如，对白癜风的治疗观察，可借助伍德灯准确观察和获悉白癜风患者的治疗效果，有无色素岛形成、有无使用其他外用药物等临床信息。

举例一　对白癜风治疗效果评估（图4-26）

举例二　对皮肤垢着病的治疗观察（图4-27）

举例三　对皮肤垢着病治疗效果评估（图4-28）

举例四　对湿疹的治疗效果评估（图4-29）

举例五　对痤疮的治疗效果评估（图4-30～图4-32）

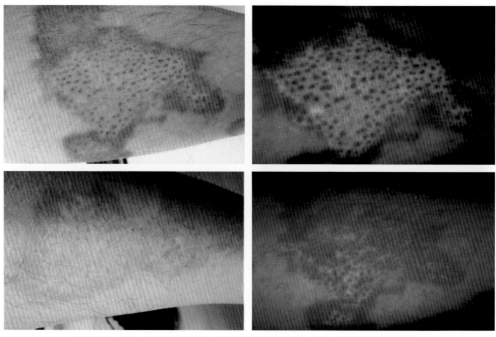

图 4-26　自然光和伍德灯下白癜风治疗前后的图像对照，用以评估治疗效果

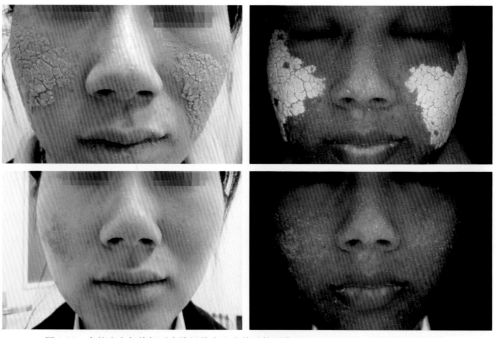

图 4-27　自然光和伍德灯下皮肤垢着病治疗前后的图像对照。治疗后，患者皮损明确改善

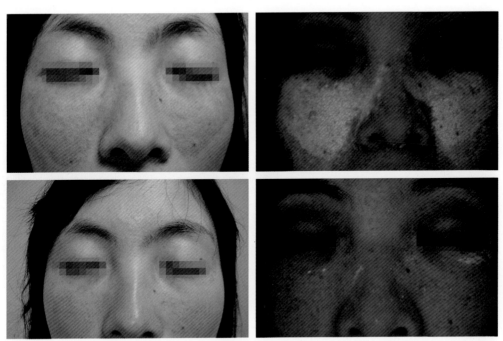

图 4-28 自然光和伍德灯下皮肤垢着病治疗前后的图像对照。患者经过治疗后，皮损似完全消退，但伍德灯
检查后发现鼻背和左眼下仍有少许皮损

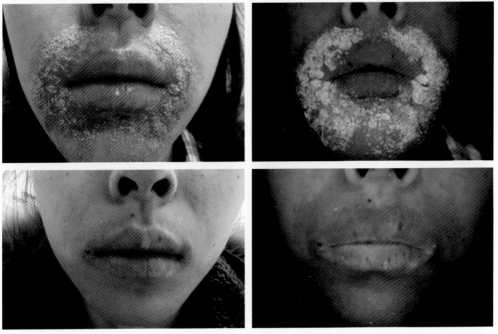

图 4-29 自然光和伍德灯下湿疹治疗前后的图像对照。治疗后，患者皮损完全消退，伍德灯检查也显示皮损
完全消退

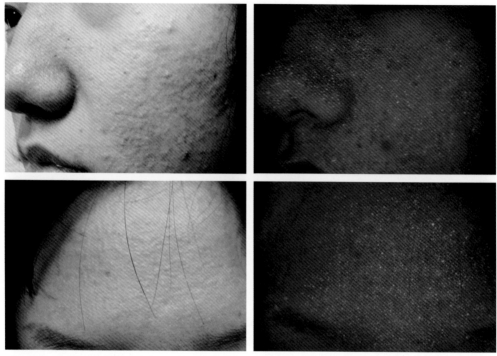

图 4-30　自然光和伍德灯下痤疮治疗前正侧位照片，伍德灯下见面部和额部密集分布针尖大小砖红色荧光

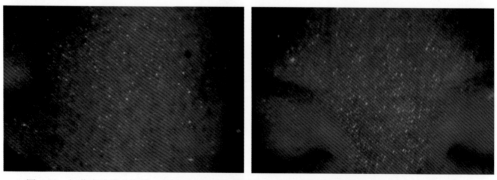

图 4-31　经蓝光治疗 2 周后，伍德灯下显示面部砖红色荧光明显减少，显现大量针尖大小白色荧光

四、用于皮肤肿瘤疗效判断和动态观察

伍德灯还可用于某些皮肤肿瘤的疗效判断，更可对肿瘤的治疗效果进行动态观察。

举例一　乳房外 Paget 病（图 4-33）

举例二　鲍恩病（图 4-34）

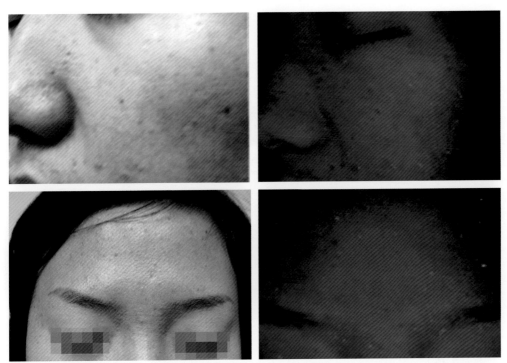

图 4-32 经蓝光治疗 2 个月后，自然光下的正侧位照片显示痤疮明显消退，伍德灯检查面部已无砖红色和白色荧光

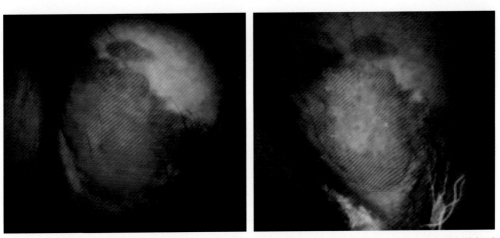

图 4-33 乳房外 Paget 病治疗前后的伍德灯检查图像。患者小腹近外阴处红色斑块，外用光敏剂后伍德灯下呈现砖红色荧光，经光动力治疗后皮损改善。再次进行伍德灯检查，发现皮损的砖红色荧光范围缩小（加用特殊滤光片拍摄）

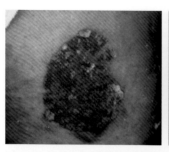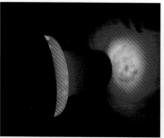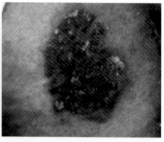

图 4-34　鲍恩病治疗前后的伍德灯检查图像。患者的局部皮损外用光敏剂后呈现砖红色荧光，经光动力治疗后原有的砖红色荧光即刻消失，即发生了光漂白作用，也称为光淬灭。

五、在皮肤其他方面的应用

（1）指导化学焕肤：此方法非常有效，如水杨酸（以 1∶5 的比例）或荧光素钠（以 1∶15 的比例）的焕肤方案。在伍德灯下水杨酸产生绿色荧光，荧光素钠产生橙黄色荧光，采用伍德灯分别观察绿色和橙黄色荧光，有助于避免焕肤液使用过度，以及保证所有区域都能得到均匀的药液，控制治疗面积，避免不良反应。此外，国外还有报道利用伍德灯诊断荧光剂文身（图 4-35）和发现荧光剂文身所引发的肉芽肿反应的病例（图 4-36）。

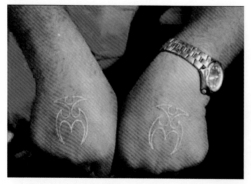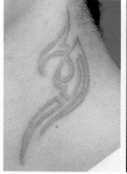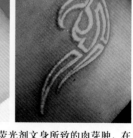

图 4-35　伍德灯下显示的荧光剂文身（引自 gb.cri.cn/3821/2006/07/17/152@1136097_1.htm)

图 4-36　自然光下显示荧光剂文身所致的肉芽肿，在伍德灯下文身部位发出与图案一致的蓝白色荧光（来自正文后参考文献）

（2）检查面部光老化：当面部置于伍德灯下时，一些颜色的改变代表面部光老化的信号。伍德灯下显示的均匀浅蓝白色的皮肤为正常皮肤；不均匀的淡黄色斑多为老年人变薄的皮肤。伍德灯下的蓝黑色斑，在自然光下表现为红褐色斑片或色素沉着；亮蓝白色斑点，在自然光下多为局部表皮受损所致的色素减退或色素脱失；点状砖红色荧光多由皮脂腺分泌所致（图4-37）。

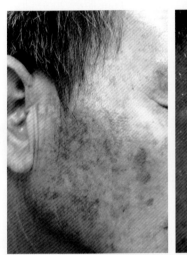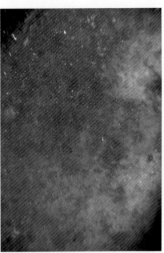

图4-37　日光性角化病。患者面部存在明显的光老化表现，在伍德灯下面部呈现大量蓝白色斑点、条纹和蓝黑色斑片

（3）判断婴儿瘀伤：瘀伤在婴幼儿外伤中非常常见，但他们往往不能表达自己受伤的部位。伍德灯能为医师提供重要信息。例如，一个头部受伤的儿童，在进行伍德灯检查时发现小腹部瘀斑，提示医师需进行其他影像学检查以进一步明确患者其他脏器的损伤程度。有报道运用伍德灯检查来增强婴儿瘀伤显影，以及看到肉眼不可见的亚临床瘀伤的经验（图4-38）。

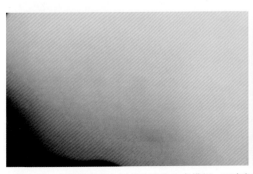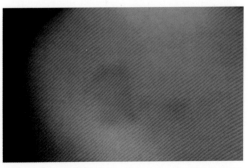

图4-38　肉眼观察患儿后背的瘀伤非常模糊，而在伍德灯检查时轮廓变得明显（图片来自正文后参考文献）

（4）提高负压吸疱移植术效率：负压吸疱自体表皮移植治疗白癜风是一种目前治疗稳定期白癜风较好的手段，方法简单、安全，疗效肯定。其原理是通过表皮分离将正常色素细胞移植到白癜风皮损区内，使之成活、扩散，从而达到治疗目的。这项技术的弱点是水疱形成所用的时间过长，负压吸盘需要在局部保留 2～3 小时。国外有学者研究采用经济、便捷的伍德灯来加快水疱形成，同时可提高供皮区黑素细胞的质量。方法为让伍德灯距离供皮区 10 cm 照射 20 分钟后，用负压吸疱法处理能够得到更多的水疱。有趣的现象是伍德灯照射区移植表皮的色素更加均匀一致。

（5）用于观察手术植皮：伍德灯下显示移植皮肤与周围皮肤有明显差异（图 4-39、4-40）。

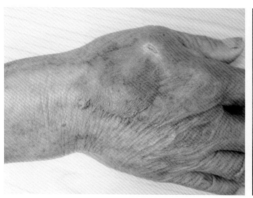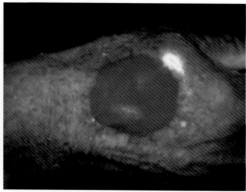

图 4-39　行植皮术的患者，将其腹部皮肤植皮至手背，来源于腹部的移植皮肤与手背皮肤在伍德灯下表现不同

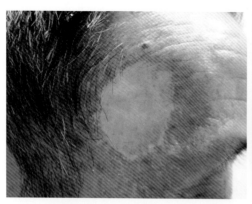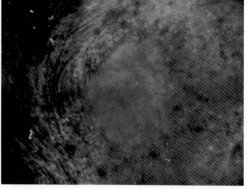

图 4-40　将患者腹部皮肤植皮至头面部后，在伍德灯下可见植皮部位的皮肤与面部正常皮肤不同。正常的面部皮肤多有针尖大小的砖红色荧光，而移植的皮肤不发出砖红色荧光

第五章

伍德灯在
皮肤病诊断领域的拓展应用

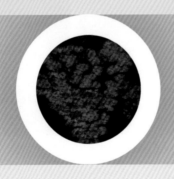

伍德灯作为一种简便、安全的诊断工具，在皮肤病临床诊断方面有其适应证和局限性。在未曾接触伍德灯或较少了解伍德灯的情况下，仅通过教科书知道伍德灯对于头癣的诊断价值，常误以为伍德灯在体、股癣等真菌性皮肤病都有荧光表现，或以为表现特殊的皮肤肿瘤等疾病通过伍德灯检查也可以得到诊断。根据现有的资料，发现结果并不尽其然，这些皮肤病绝大多数在伍德灯下并没有其特异性表现。

自 1903 年伍德灯发明以来，人们不断积累荧光在疾病诊断方面的经验，随着激光技术和光谱仪的发展，荧光光谱逐渐由定性分析变为定量分析。由于肿瘤组织和正常组织的自发荧光光谱有很大区别，因此，临床上基于激光荧光光谱学技术，

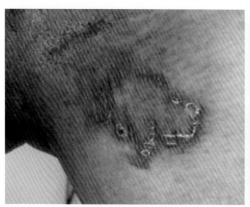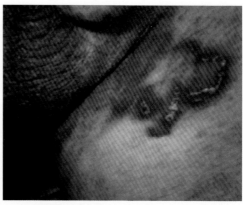

图 5-1　股癣。患者股内侧环状红斑、鳞屑；外用光敏剂后，在伍德灯下原来没有荧光的皮损呈现出砖红色荧光（数码照相机加用特殊滤光片，使图像更加清晰、色泽更加明显）

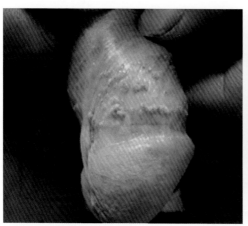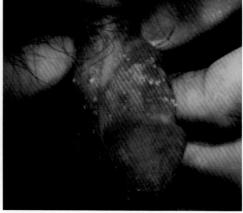

图 5-2　尖锐湿疣。患者包皮、冠状沟散在皮色疣体；外用光敏剂后，在伍德灯下皮损呈现砖红色荧光（加用特殊滤光片拍摄）

利用肿瘤的特征性荧光峰来作为诊断恶性肿瘤的方法。随后，为了提高诊断定位能力，利用肿瘤组织能特异吸收光敏剂的特点，采用与光敏剂匹配的相应波长激光诱导荧光来进行疾病的诊断，即光动力诊断（photodynamic diagnosis, PDD）。所以，借助于光敏剂使原来暗室下临床不发出荧光的皮损显现荧光，使得原本没有诊断价值的伍德灯检查具有诊断价值，指导临床治疗手段的选择，确定治疗范围。例如，可以用于股癣（图5-1）、尖锐湿疣（图5-2）、鲍恩样丘疹病（图5-3）、乳房外Paget病（图5-4）、鲍恩病（图5-5）、鳞状细胞癌（图5-6）。

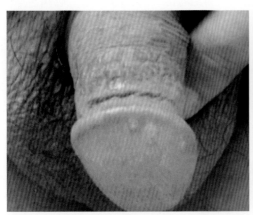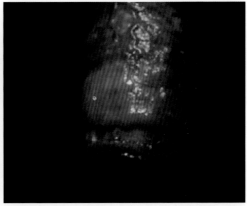

图5-3　鲍恩样丘疹病。患者龟头及包皮见扁平丘疹；外用光敏剂后，在伍德灯下皮损呈现砖红色荧光（加用特殊滤光片拍摄）

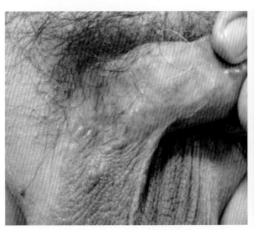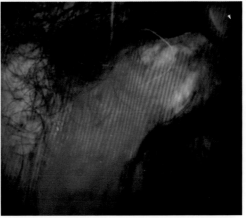

图5-4　乳房外Paget病。患者阴茎根部及阴囊见浸润性红色斑块；外用光敏剂后，在伍德灯下皮损呈现砖红色荧光（加用特殊滤光片拍摄）

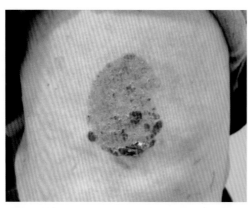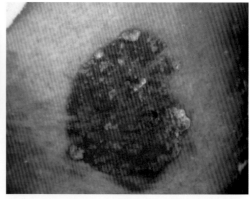

图 5-5　鲍恩病。患者躯干见浸润性红色斑片，表面有痂屑；外用光敏剂后，在伍德灯下皮损呈现砖红色荧光

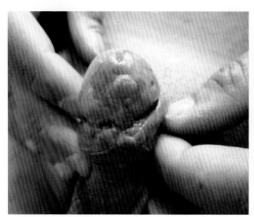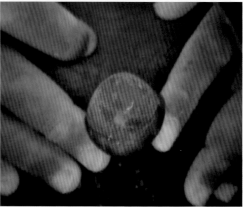

图 5-6　鳞状细胞癌。患者龟头见浸润性红色斑块，部分表面呈菜花状；外用光敏剂后，在伍德灯下皮损呈现砖红色荧光

参考文献

伍　德　灯

1. Wang HW, Lv T, Zhang LL, et al. A prospective pilot study to evaluate combined topical photodynamic therapy and surgery for extramammary Paget's disease[J]. Lasers in Surgery and Medicine, 2013,45:296-301.

2. Wang HW, Lv T, Zhang LL, et al. Prospective study of topical 5-aminolevulinic acid photodynamic therapy for the treatment of moderate to severe acne vulgaris in chinese patients[J]. J Cutan Med Surg, 2012,16(5):324-333.

3. Wang HW, Wang XL, Zhang LL, et al. Aminolevulinic acid (ALA)-assisted photodynamic diagnosis of subclinical and latent HPV infection of external genital region[J]. Photodiagn Photodyn Therapy, 2008,5,251-255.

4. Lawrence N, Cox SE, Brody HJ.Treatment of melasma with Jessner's solution versus glycolic acid: A comparison of clinical efficacy and evaluation of the predictive ability of Wood's light examination[J]. J Am Acad Dermatol, 1997,36(4):589-593.

5. Gawkrodger DJ, Ormerod AD, Shaw L, et al. Guideline for the diagnosis and management of vitiligo[J]. Br J Dermatol, 2008,159(5):1051-1076.

6. Blum A, Vollert B, Schlagenhauff B. Visualization method based on digital image analysis reveals photodamage of the skin[J]. Arch Dermatol, 2004,140(9):1173-1174.

7. Son T, Han B, Jung B, Nelson JS. Fluorescent image analysis for evaluating the condition of facial sebaceous follicles[J]. Skin Res Technol, 2008,14(2):201-207.

8. Asawanonda P, Taylor CR. Wood's light in dermatology[J]. Int J Dermatol, 1999,38:801-807.

9. Gillies R, Zonios G, Anderson RR, et al. Fluorescence excitation spectroscopy provides information about human skin in vivo[J]. J Invest Dermatol, 2000,115(4):704-707.

10. Paraskevas LR , Halpern AC, Marghoob AA. Utility of the Wood's light: five cases from a pigmented lesion clinic[J]. Br J Dermatol, 2005,152(5):1039-1044.

11. S.Veeranna. Wood's lamp: A modified method of examination[J]. Indian J Dermatol Venereol Leprol, 2005,71(5):364-365.

12. Linda Medleau, Keith A. Hnilica.Small Animal Dermatology [M]. 2nd Edition. New York: Elsevier MedicinePress, 2006:63-97.

13. Lin YT, Li YC.The dermoscopic comma, zigzag, and bar code-like hairs: Markers of fungal infection of the hair follicles. Dermatologica Sinica, In Press, Corrected Proof, Available online 2 December:2013.

14. Bissonnette R, Zeng H, McLean DI, er al. Psoriatic plaques exhibit red autofluorescence that is due to protophyrin IX [J]. J Invest Dermatol, 1998,111(4):586-591.

15. Chantorn R, Lim HW, Shwayder TA. Photosensitivity disorders in children: part I[J]. J Am Acad Dermatol, 2012,67(6):1093.e1-e18.

16. Schumann T, Peitsch WK, Géraud C, et al. Ultraviolet light tattoo complicated by granulomatous inflammation[J]. J Am Acad Dermatol, 2011,65(4):e124-e126.

17. Vogeley E, Pierce MC, Bertocci G. Experience with wood lamp illumination and digital photography in the documentation of bruises on human skin[J]. Arch Pediatr Adolesc Med, 2002,156(3):265-268.

18. Kaliyadan F, Venkitakrishnan S, Manoj J. Use of a wood's lamp as a Ultra-Violet light source to improve the speed and quality of suction blister harvesting[J]. Indian J Dermatol Venereol Leprol, 2010,76:429-431.

19. Tobechi Ebede, Art Papier. Disparities in dermatology educational resources[J]. J Am Acad Dermatol, 2006,55(4):687-690.

20. 顾恒，常宝珠，陈崑 . 光皮肤病学 [M]. 北京：人民军医出版社，2009.

21. 王秀丽，王宏伟，黄正 . 5- 氨基酮戊酸光动力疗法在皮肤科的应用 [J]. 中华皮肤科杂志，2009(5):368-370.

22. 邹觉，顾恒，邵长庚 . 伍德灯在皮肤科的应用 [J]. 国外医学（皮肤性病学分册），2001,(1):44-46.